全国中医药专业技术资格考试
全科医学（中医类）专业（中级）押题秘卷

全国中医药专业技术资格考试命题研究组　编

中国中医药出版社
·北京·

图书在版编目（CIP）数据

全科医学(中医类)专业(中级)押题秘卷/全国中医药专业技术资格考试命题研究组编．—北京：中国中医药出版社，2021.1

全国中医药专业技术资格考试通关系列

ISBN 978-7-5132-6352-8

Ⅰ.①全… Ⅱ.①全… Ⅲ.①中国医药学-资格考试-习题集 Ⅳ.①R2-44

中国版本图书馆 CIP 数据核字（2020）第 150910 号

中国中医药出版社出版

北京经济技术开发区科创十三街 31 号院二区 8 号楼
邮政编码　100176
传真　010-64405750
山东临沂新华印刷物流集团有限责任公司印刷
各地新华书店经销

开本 787×1092　1/16　印张 8.5　字数 212 千字
2021 年 1 月第 1 版　2021 年 1 月第 1 次印刷
书号　ISBN 978-7-5132-6352-8

定价　42.00 元
网址　www.cptcm.com

答 疑 热 线　010-86464504
购 书 热 线　010-89535836
维 权 打 假　010-64405753

微信服务号　zgzyycbs
微商城网址　https://kdt.im/LIdUGr
官 方 微 博　http://e.weibo.com/cptcm
天猫旗舰店网址　https://zgzyycbs.tmall.com

如有印装质量问题请与本社出版部联系（010-64405510）
版权专有　侵权必究

使用说明

为进一步贯彻人力资源和社会保障部、国家卫生健康委员会及国家中医药管理局关于全国卫生专业技术资格考试的有关精神，进一步落实中医药专业技术资格考试的目标要求，国家中医药管理局人事教育司委托国家中医药管理局中医师资格认证中心颁布了最新版《全国中医药专业技术资格考试大纲》。

为了配合新大纲的实施，帮助考生顺利通过考试，我们组织高等中医药院校相关学科的优秀教师团队，依据新大纲编写了相应的《全国中医药专业技术资格考试通关系列丛书》。

本书含3套标准试卷，按照最新版大纲的要求编写，根据历年真卷筛选出易考易错题，通过对历年真卷考点分布的严格测算进行设计，力求让考生感受最真实的全国中医药专业技术资格考试命题环境，使考生在备考时和临考前能够全面了解自身对知识的掌握情况，做到查缺补漏、有的放矢。同时供考生考前自测，通过练习熟悉考试形式、掌握考试节奏、适应考试题量、巩固薄弱环节，确保考试顺利通过。

目 录

■全科医学（中医类）专业（中级）押题秘卷（一）（共42页）

■全科医学（中医类）专业（中级）押题秘卷（二）（共42页）

■全科医学（中医类）专业（中级）押题秘卷（三）（共42页）

试卷标识码:

全国中医药专业技术资格考试

全科医学(中医类)专业(中级)押题秘卷(一)

考试日期: 　　年　月　日

考生姓名：＿＿＿＿＿＿

准考证号：＿＿＿＿＿＿

考　　点：＿＿＿＿＿＿

考　场　号：＿＿＿＿＿＿

一、A1 型题

答题说明

以下每一道考题下面有 A、B、C、D、E 五个备选答案。请从中选择一个最佳答案。

1. 对阴阳偏衰采用的治疗原则是
   A. 损其有余
   B. 补其不足
   C. 寒者热之
   D. 热者寒之
   E. 调整阴阳

2. 虚热证的病理基础是
   A. 阴偏衰
   B. 阴偏盛
   C. 阳偏盛
   D. 阳偏衰
   E. 阴损及阳

3. "佐金平木"法确立的理论依据是
   A. 五行相生
   B. 五行相克
   C. 五行相乘
   D. 五行相侮
   E. 五行制化

4. 下列属于心的生理功能的是
   A. 主藏血
   B. 主血脉
   C. 主运化
   D. 主统血
   E. 主疏泄

5. 具有"泌别清浊"功能的脏腑是
   A. 小肠
   B. 大肠
   C. 胃
   D. 肾
   E. 膀胱

6. 活动力极强、流动很迅速的气是
   A. 卫气
   B. 营气
   C. 元气
   D. 宗气
   E. 清气

7. "吐下之余,定无完气"的依据是
   A. 气随血脱
   B. 气随津脱
   C. 血和津液
   D. 气和脏腑
   E. 气能生血

8. 足太阳膀胱经与足少阴肾经相交的部位是
   A. 手小指端
   B. 足小趾端
   C. 手无名指端
   D. 手大指端
   E. 足大趾端

9. 十二经脉的功能活动反映于体表的部位是
   A. 孙络
   B. 十二经筋
   C. 十二皮部
   D. 十五别络
   E. 浮络

10. "久卧"最易伤
    A. 气
    B. 血
    C. 肉
    D. 精
    E. 筋

11. 性质"重浊"的邪气是
   A. 寒邪
   B. 暑邪
   C. 燥邪
   D. 火邪
   E. 湿邪

12. 与"寒从中生"关系最密切的两个脏是
   A. 心、肺
   B. 心、肾
   C. 脾、肾
   D. 肝、肾
   E. 心、脾

13. "阳胜则阴病"表现为
   A. 实寒
   B. 虚寒
   C. 虚热
   D. 实热
   E. 虚实寒热错杂

14. "用热远热"的含义是
   A. 阳盛之人慎用温热药物
   B. 原有内热,复感外寒之人,慎用温热药物
   C. 阴虚之人,慎用温热药物
   D. 南方炎热,慎用温热药物
   E. 夏季炎热,慎用温热药物

15. 了解家庭客观资料的最佳工具是
   A. ECO-MAP 图
   B. 家庭关怀度指数
   C. 家系图
   D. 家庭圈
   E. McMaster 家庭评估模式

16. 下列哪项不属于社区构成要素
   A. 人民
   B. 社区认同
   C. 社会互动
   D. 地理疆界
   E. 便利的交通

17. 预防并发症和伤残工作属于
   A. 一级预防
   B. 二级预防
   C. 三级预防
   D. 四级预防
   E. 综合预防

18. 反映某暴露因素与疾病关联强度的最好指标是
   A. 人群归因危险度
   B. 全人群该病的发病率
   C. 该因素的流行率
   D. 相对危险度
   E. 归因危险度

19. 实验流行病学的基本特征不包括
   A. 随机
   B. 对照
   C. 前瞻
   D. 匹配
   E. 干预

20. 效果评价常用方法有同一人群不同时期的前后对照法和不同地区不同人群的
   A. 横向比较
   B. 纵向比较
   C. 先后比较
   D. 前后比较
   E. 纵横比较

21. 肿瘤的一级预防是指
   A. 要求为癌症患者提供规范化的诊疗方案和康复指导
   B. 应用遗传易感基因寻找生物标记物,计算个体危险度
   C. 用常见方法进行筛检,发现和防治高危

人群,根治癌前病变
D. 根据目前对恶性肿瘤病因学和自然史的认识、结合机体的调节功能和代偿状况,采取相应措施,提高机体防癌能力,防患于未然
E. 提高癌症患者的治愈率、生存率和生存质量

22. 下列药物中,不属四大怀药的是
A. 地黄
B. 牛膝
C. 山药
D. 砂仁
E. 菊花

23. 善于疏解半表半里之邪,具有和解退热功效的药物是
A. 菊花
B. 柴胡
C. 升麻
D. 桑叶
E. 蝉蜕

24. 既可以清肝,又能杀虫的药物是
A. 番泻叶
B. 芦荟
C. 甘遂
D. 芫花
E. 牵牛子

25. 防己具有的功效是
A. 祛风湿,止痛,安胎
B. 祛风湿,舒经络,解表
C. 祛风湿,消骨鲠,解暑
D. 祛风湿,止痛,化湿和胃
E. 祛风湿,止痛,利水消肿

26. 具有化湿解暑功效的药物是
A. 苍术
B. 佩兰
C. 豆蔻
D. 砂仁
E. 草豆蔻

27. 茵陈具有的功效是
A. 利水渗湿,安神
B. 清利湿热,解毒
C. 利水渗湿,除痹
D. 利水通淋,祛风湿
E. 利湿退黄,解毒疗疮

28. 陈皮具有的功效是
A. 疏肝解郁,化湿止呕
B. 温肺化痰,行气止痛
C. 理气健脾,燥湿化痰
D. 理气调中,温肾纳气
E. 温经散寒,行气活血

29. 既能消食和胃,又能发散风寒的药物是
A. 紫苏
B. 藿香
C. 山楂
D. 陈皮
E. 神曲

30. 既能杀虫消积,又能行气利水截疟的药物是
A. 槟榔
B. 大腹皮
C. 苦楝皮
D. 南瓜子
E. 川楝子

31. 既能化瘀止血,又能活血定痛的药物是
A. 仙鹤草
B. 白及
C. 三七
D. 大蓟

E. 槐角

32. 既能清热化痰,又能除烦止呕的药物是
    A. 生姜
    B. 陈皮
    C. 竹茹
    D. 贝母
    E. 旋覆花

33. 具有息风止痉,平抑肝阳,祛风通络功效的药物是
    A. 夏枯草
    B. 僵蚕
    C. 天麻
    D. 决明子
    E. 代赭石

34. 麝香内服的用量是
    A. 0.03~0.1g
    B. 0.3~0.6g
    C. 0.1~0.2g
    D. 0.002~0.004g
    E. 0.001~0.003g

35. 外用解毒杀虫疗疮,内服补火助阳通便的药物是
    A. 雄黄
    B. 肉苁蓉
    C. 硫黄
    D. 白矾
    E. 蛇床子

36. 下列各项,不属于和法范畴的是
    A. 表里双解
    B. 调和营卫
    C. 消食和胃
    D. 分消上下
    E. 透达膜原

37. 《温病条辨》所称"辛凉平剂"指的是
    A. 银翘散
    B. 桑菊饮
    C. 桑杏汤
    D. 参苏饮
    E. 白虎汤

38. 济川煎组成中含有的药物是
    A. 牛膝、枳壳
    B. 升麻、枳实
    C. 泽泻、枳实
    D. 大黄、当归
    E. 大黄、肉苁蓉

39. 大柴胡汤的主治病证是
    A. 少阳阳明合病
    B. 太阳少阳合病
    C. 太阳阳明合病
    D. 太阳少阴合病
    E. 阳明厥阴合病

40. 吴茱萸汤的功用是
    A. 温中补虚,降逆止痛
    B. 温补气血,缓急止痛
    C. 温中补虚,和里缓急
    D. 温中补气,和里缓急
    E. 温中补虚,降逆止呕

41. 补中益气汤中配伍黄芪的用意是
    A. 补气固表
    B. 补气升阳
    C. 补气生血
    D. 补气行水
    E. 补气活血

42. 固冲汤组成中含有的药物是
    A. 生黄芪、煅牡蛎
    B. 炙黄芪、海螵蛸
    C. 五味子、山萸肉

D. 生龙骨、炒白术
E. 炒白芍、棕榈炭

43. 酸枣仁汤的功用是
   A. 养心安神,滋阴补肾
   B. 补肾宁心,益智安神
   C. 养血安神,清热除烦
   D. 养心安神,和中缓急
   E. 滋阴清热,养血安神

44. 紫雪的主治病证是
   A. 热闭内陷心包证
   B. 痰热内闭心包证
   C. 热盛动风证
   D. 暑令时疫
   E. 暑秽

45. 定喘汤与苏子降气汤两方组成中均含有的药物是
   A. 苏子、甘草
   B. 苏子、杏仁
   C. 厚朴、杏仁
   D. 半夏、黄芩
   E. 当归、甘草

46. 主治脾阳虚便血的方剂是
   A. 黄土汤
   B. 归脾汤
   C. 槐花散
   D. 四君子汤
   E. 补中益气汤

47. 功用为祛风化痰、通络止痉的方剂是
   A. 牵正散
   B. 大秦艽汤
   C. 小活络丹
   D. 独活寄生汤
   E. 羌活胜湿汤

48. 八正散的功用是
   A. 清热化湿,理气和中
   B. 利湿化浊,清热解毒
   C. 清热凉血,利水通淋
   D. 清热泻火,利水通淋
   E. 利湿清热,疏风止痛

49. 主治痰热结胸证的方剂是
   A. 半夏泻心汤
   B. 麻杏甘石汤
   C. 贝母瓜蒌散
   D. 清气化痰丸
   E. 小陷胸汤

50. 乌梅丸的主治病证是
   A. 痰厥
   B. 蛔厥
   C. 气厥
   D. 血厥
   E. 晕厥

二、B1 型题

答题说明
以下提供若干组考题,每组考题共用在考题前列出的 A、B、C、D、E 五个备选答案。请从中选择一个与问题关系最密切的答案。某个备选答案可能被选择一次、多次或不被选择。

(51~52 题共用备选答案)
A. 脾
B. 肝
C. 肺
D. 心
E. 肾

51. 具有"统摄血液"功能的脏是
52. 被称为"气血生化之源"的脏是

(53~54题共用备选答案)
A. 因时制宜
B. 因人制宜
C. 标本兼治
D. 审因论治
E. 因地制宜

53. 结合病人年龄、性别、体质、生活习惯等确定的治则治法所属的是
54. 结合不同季节气候特点确定的治则治法所属的是

(55~56题共用备选答案)
A. 风邪
B. 寒邪
C. 湿邪
D. 燥邪
E. 火邪

55. 易于耗气伤津的邪气是
56. 易于阻遏气机的邪气是

(57~58题共用备选答案)
A. 五行相生
B. 五行相克
C. 五行相乘
D. 五行相侮
E. 五行制化

57. "反克"指的是
58. "生中有克,克中有生"指的是

(59~60题共用备选答案)
A. 心与肺
B. 心与脾
C. 心与肾
D. 肝与脾
E. 肝与肾

59. "水火既济"指的两脏是
60. "乙癸同源"指的两脏是

(61~62题共用备选答案)
A. 塞因塞用
B. 通因通用
C. 寒者热之
D. 热者寒之
E. 标本兼治

61. 妇女因血虚而致月经闭止,应采用的治则是
62. 湿热痢疾初期,出现腹痛,便脓血,里急后重应采用的治则是

(63~64题共用备选答案)
A. 加强安全意识,防止意外伤害
B. 慢性非传染性疾病的社区防治
C. 防范新老传染病
D. 生殖健康教育
E. 传染病和寄生虫病知识

63. 属于家庭教育内容的是
64. 属于农村常见病防治宣传教育内容的是

(65~66题共用备选答案)
A. 生存率
B. 婴儿死亡率
C. 发病率
D. 治愈率
E. 患病率

65. 评价远期疗效常用的指标是
66. 某时点内受检人群中流行某种疾病的频率是

(67~68题共用备选答案)
A. 诊断试验
B. 队列研究
C. 筛检
D. 病例对照研究
E. 现况研究

67. 由果追因的研究属于

68. 由因到果的研究属于

(69~70题共用备选答案)
A. 回忆偏倚
B. 失访偏倚
C. 入院率偏倚
D. 检出证候偏倚
E. 现患病例－新病例偏倚

69. 进行一次生活习惯与大肠癌关系的病例对照研究,最常见的偏倚是
70. 开展以医院为基础的病例对照研究,最常见的偏倚是

(71~72题共用备选答案)
A. 现患调查
B. 病例对照研究
C. 观察某种药物治疗的疗效
D. 将调查数据建立流行病学数学模型
E. 基础实验室检查

71. 属于理论流行病学研究方法的是
72. 属于描述流行病学研究方法的是

(73~74题共用备选答案)
A. 贝壳、甲壳、化石及多种矿物药
B. 芳香类药物
C. 某些粉末状及细小的植物种子
D. 较贵重的药物
E. 胶质的药物

73. 入汤剂宜先煎的药物是
74. 入汤剂宜布包煎的药物是

(75~76题共用备选答案)
A. 疏散风热,清利头目,利咽透疹,疏肝解郁
B. 疏散风热,息风止痉
C. 疏散风热,清热解毒,平肝明目
D. 疏散风热,升阳透疹
E. 疏散风热,清热解毒

75. 菊花具有的功效是
76. 薄荷具有的功效是

(77~78题共用备选答案)
A. 甘遂
B. 芫花
C. 巴豆
D. 牵牛子
E. 番泻叶

77. 具有泻水逐饮、消肿散结功效的药物是
78. 具有泻水逐饮、祛痰止咳功效的药物是

(79~80题共用备选答案)
A. 木通
B. 石韦
C. 金钱草
D. 萆薢
E. 茵陈

79. 善于治疗砂淋、石淋的药物是
80. 善于治疗血淋的药物是

(81~82题共用备选答案)
A. 温肺化痰,利气,散结消肿
B. 化痰止咳,和胃降逆
C. 消痰行水,降气止呕
D. 降气祛痰,宣散风热
E. 祛风痰,止痉,止痛,解毒散结

81. 白芥子具有的功效是
82. 白附子具有的功效是

(83~84题共用备选答案)
A. 补肝肾,行血脉,续筋骨,安胎止漏
B. 祛风湿,补肝肾,强筋骨,安胎
C. 祛风湿,强筋骨,利水消肿
D. 补肝肾,强筋骨,安胎
E. 补肝肾,强筋骨,祛风湿

83. 杜仲具有的功效是
84. 续断具有的功效是

(85~86题共用备选答案)

A. 风湿痹痛
B. 湿热黄疸
C. 血虚失眠
D. 肾虚腰痛
E. 肠燥便秘

85. 川芎可用于治疗的病证是
86. 郁金可用于治疗的病证是

(87~88题共用备选答案)
A. 麻黄、桂枝
B. 麻黄、细辛
C. 桂枝、细辛
D. 干姜、细辛
E. 干姜、半夏

87. 小青龙汤中主要发挥发汗解表作用的药物是
88. 小青龙汤中主要发挥温肺化饮作用的药物是

(89~90题共用备选答案)
A. 心经火热
B. 肝胆实火
C. 肝火犯胃
D. 肺热喘咳
E. 胃热阴虚

89. 泻白散的主治病证是
90. 导赤散的主治病证是

(91~92题共用备选答案)
A. 理中丸
B. 四神丸
C. 四君子汤
D. 补中益气汤
E. 真人养脏汤

91. 治疗脾肾虚寒之久泻久痢宜选用
92. 脾肾阳虚之五更泄泻宜选用

(93~94题共用备选答案)
A. 水湿内盛,膀胱气化不利
B. 下焦虚寒,湿浊不化
C. 中阳不足,痰饮不化
D. 寒湿下侵,聚肾为著
E. 脾肾阳虚,水气泛溢

93. 苓桂术甘汤主治证候的病机特点是
94. 真武汤主治证候的病机特点是

(95~96题共用备选答案)
A. 湿痰证
B. 热痰证
C. 燥痰证
D. 风痰证
E. 寒痰证

95. 二陈汤的主治证是
96. 贝母瓜蒌散的主治证是

(97~98题共用备选答案)
A. 疏肝解郁,行气止痛
B. 行气散结,降逆化痰
C. 通阳散结,下气祛痰
D. 行气疏肝,祛寒止痛
E. 疏肝泄热,活血止痛

97. 半夏厚朴汤的功用是
98. 枳实薤白桂枝汤的功用是

(99~100题共用备选答案)
A. 甘草
B. 栀子
C. 通草
D. 滑石
E. 车前子

99. 八正散与甘露消毒丹组成中均含有的药物是
100. 八正散与茵陈蒿汤组成中均含有的药物是

一、A1 型题（单句型最佳选择题）

答题说明

以下每一道考题下面有 A、B、C、D、E 五个备选答案。请从中选择一个最佳答案。

1. 潮热，热势较高，每于下午 3～5 时热甚，此种潮热称为
   A. 阴虚潮热
   B. 日晡潮热
   C. 气虚潮热
   D. 骨蒸潮热
   E. 湿温潮热

2. 口淡乏味，甚至口中无味，属于
   A. 肝胃蕴热
   B. 寒水上泛
   C. 寒湿困脾
   D. 脾胃虚弱
   E. 湿热蕴脾

3. 目胞色黑而晦暗者，属于
   A. 肝胆失疏
   B. 血虚
   C. 血虚失血
   D. 湿热内蕴
   E. 肾虚

4. 苔黄而干燥，提示
   A. 邪热伤津，燥结腑实
   B. 气血双亏，复感湿热
   C. 外感表证，初入里化热
   D. 阳虚寒湿，痰饮化热
   E. 痰热内蕴，食积化腐

5. 下列哪项不符合阳证的临床特点
   A. 喘促痰鸣
   B. 呼吸气粗
   C. 便干或秘结不通
   D. 不渴或喜热饮
   E. 狂躁不安

6. 咳声如犬吠，伴有声音嘶哑，呼吸困难，多见于
   A. 顿咳
   B. 白喉
   C. 肺气虚损
   D. 痰湿阻肺
   E. 阴虚肺燥

7. 具有数而时一止，止无定数的特征的脉象是
   A. 促脉
   B. 结脉
   C. 代脉
   D. 短脉
   E. 动脉

8. 四肢厥冷，神昏，面紫暗，脉沉迟，身热，胸腹灼热，口鼻气灼，口臭息粗，口渴引饮，小便短黄，舌红苔黄而干，脉有力，此为
   A. 真寒假热
   B. 真热假寒
   C. 表里虚热
   D. 表里虚寒
   E. 表寒里热

9. 阳虚证与气虚证的临床表现主要区别是
   A. 有无少气懒言
   B. 小便是否清长
   C. 有无神疲乏力
   D. 寒象是否明显
   E. 舌质是否淡嫩

10. 以下哪项不是胃热炽盛证的临床表现
    A. 呕吐酸馊
    B. 胃脘灼痛
    C. 渴喜冷饮
    D. 消谷善饥

E. 大便秘结

11. 以心悸,动则尤甚,咳喘,吐痰清稀,神疲乏力,舌淡脉弱为主要表现的证候是
    A. 心肺气虚证
    B. 心脾气血虚证
    C. 脾肺气虚证
    D. 肺肾气虚证
    E. 肺肾阴虚证

12. 心悸,头晕眼花,失眠多梦,健忘,面色淡白,舌淡脉细,属
    A. 心阴虚证
    B. 心血虚证
    C. 心气虚证
    D. 肝血虚证
    E. 心肝血虚证

13. 下列意识障碍病因中,哪项属脑血管病
    A. 脑栓塞
    B. 脑脓肿
    C. 脑肿瘤
    D. 外伤性颅内血肿
    E. 癫痫

14. 下列哪项是感染性发热的病因
    A. 脑外伤
    B. 风湿热
    C. 甲状腺功能亢进症
    D. 支原体肺炎
    E. 烧伤

15. 库斯莫尔(Kussmaul)呼吸常见的病因是
    A. 自发性气胸
    B. 气道异物
    C. 一氧化碳中毒
    D. 胸腔积液
    E. 尿毒症

16. 呕吐大量隔宿食物多见于
    A. 急性糜烂性胃炎
    B. 慢性胃炎
    C. 消化性溃疡
    D. 急性肝炎
    E. 幽门梗阻

17. 患者因病不能自行调节体位,属于
    A. 自动体位
    B. 被动体位
    C. 强迫侧卧位
    D. 辗转体位
    E. 角弓反张位

18. 震颤麻痹患者的步态是
    A. 剪刀步态
    B. 醉酒步态
    C. 慌张步态
    D. 蹒跚步态
    E. 共济失调步态

19. 长期服用肾上腺糖皮质激素会出现的面容是
    A. 肢端肥大面容
    B. 满月面容
    C. 面具面容
    D. 无欲貌
    E. 黏液水肿面容

20. 肋脊点和肋腰点压痛可见于
    A. 膀胱炎
    B. 急性肾盂肾炎
    C. 尿道炎
    D. 输尿管结石
    E. 输卵管炎

21. 下列除哪项外均可见心尖搏动增强
    A. 发热
    B. 甲亢
    C. 左心室肥大
    D. 贫血

E. 肺气肿

22. 腹部触诊呈揉面感见于
  A. 结核性腹膜炎
  B. 胃溃疡穿孔
  C. 肠梗阻穿孔
  D. 急性胆囊炎
  E. 急性腹膜炎

23. "春夏养阳,秋冬养阴"的四时顺养原则理论源于
  A.《黄帝内经》
  B.《神农本草经》
  C.《礼记·内则》
  D.《道德经》
  E.《伤寒论》

24. 五行递相克制的顺序是
  A. 木、土、水、火、金
  B. 金、木、水、火、土
  C. 木、火、土、金、水
  D. 金、木、火、水、土
  E. 土、木、金、水、火

25. 患有肝脏疾病的患者,在饮食调养方面,尤其应该
  A. 忌食脂肪
  B. 忌食咸食
  C. 戒酒
  D. 忌食甜食
  E. 戒烟

26. 骨质疏松患者发生骨折的最常见部位是
  A. 椎体
  B. 肱骨
  C. 股骨
  D. 髋骨
  E. 前臂

27. 有关单侧忽略不正确的叙述是

A. 患者对大脑病损对侧的一半视野内的物体的位置关系不能辨认
B. 患者可能忽略其左侧的身体和在左侧环境中的物体
C. 可能忽视右侧的身体和右侧环境中的物体,即使视野完整也是如此
D. 患者不会有意识地以头部转动带动眼睛来加以补偿
E. 在固定视线时,不能看到单侧视野

28. 在选择大腿假肢接受腔形式时,优先考虑的应是
  A. 残端全接触,不承重的吸着式接受腔
  B. 残端全接触,最大面积承重的吸着式接受腔
  C. 松懈的残肢包容
  D. 残端不触底的吸着式接受腔
  E. 残端全接触,最小面积承重的吸着式接受腔

29. 支气管肺炎经治疗热退后的咳嗽咳痰,下列哪项物理治疗较适宜
  A. 短波治疗
  B. 微波治疗
  C. 超短波治疗
  D. 直流电抗生素导入
  E. 紫外线照射

30. 传染病的潜伏期是指
  A. 自病原体侵入机体至典型症状出现
  B. 自病原体侵入机体至排出体外
  C. 自病原体侵入机体至临床症状开始出现
  D. 自接触传染源至患者开始出现症状
  E. 自接触传染源至典型症状出现

31. 属于甲类法定管理传染病种的是
  A. 鼠疫、炭疽
  B. 鼠疫、结核
  C. 鼠疫、霍乱
  D. 鼠疫、AIDS

E. 鼠疫、SARS

32. 传染病的基本特征是
   A. 有传染性、季节性、免疫性和病原体
   B. 有传染性、流行性、季节性和病原体
   C. 有传染性、病原体、免疫性和流行性
   D. 有传染性、流行性、地方性和免疫性
   E. 有传染性、免疫性、地方性和病原体

33. 有关普通型流行性脑脊髓膜炎的临床表现,不典型的是
   A. 头痛
   B. 巴宾斯基征阳性
   C. 出血点
   D. 抽搐
   E. 呕吐

34. 细菌性痢疾的主要病变部位是
   A. 回肠末端
   B. 乙状结肠与直肠
   C. 升结肠
   D. 降结肠
   E. 空肠

35. 下列感染不属医院感染的是
   A. 无明显潜伏期,在入院48小时后发生的感染
   B. 本次感染直接与上次住院有关
   C. 有明确潜伏期,自入院时算起没有超过其平均潜伏期的感染
   D. 新生儿经产道时获得的感染
   E. 肿瘤患者住院化疗期间出现带状疱疹

36. 在人格特征中,具有核心作用的成分是
   A. 能力
   B. 气质
   C. 性格
   D. 认知方式
   E. 动机

37. 在发病、发展、转归和防治等方面都与心理社会因素密切相关的躯体疾病称为
   A. 心身疾病
   B. 社会疾病
   C. 心理疾病
   D. 生理疾病
   E. 综合疾病

38. 对于酒瘾或药瘾都适宜使用的治疗手段是
   A. 精神分析法
   B. 药物替代疗法
   C. 暗示疗法
   D. 认知行为疗法
   E. 催眠疗法

39. 不影响患者遵从医嘱行为的因素是
   A. 患者的经济状况
   B. 患者的人口统计学特点
   C. 医患关系
   D. 疾病严重程度
   E. 治疗计划特点

40. 被后人称为"医圣"的是
   A. 陈实功
   B. 龚廷贤
   C. 张仲景
   D. 扁鹊
   E. 华佗

41. 医学伦理学具体原则不包括的是
   A. 公正原则
   B. 自主原则
   C. 不伤害原则
   D. 生命价值原则
   E. 尊重原则

42. 人体实验道德原则不包括的是
   A. 不告知原则
   B. 医学目的原则
   C. 维护受试者利益原则

D. 知情同意原则
E. 科学性原则

43. 下列不属医学道德评价方式的是
    A. 社会舆论
    B. 内心信念
    C. 法律条文
    D. 传统习惯
    E. 自我评价

44. 医学人道主义内容非常广泛,但其核心内容是
    A. 尊重同情
    B. 尊重意志
    C. 尊重意见
    D. 尊重患者
    E. 尊重义务

45. 对违反卫生法律法规施行行政处罚的机关是
    A. 各级行政监察机关
    B. 各级党的纪律检查部门
    C. 各级人民法院
    D. 各级人民检察院
    E. 各级卫生行政主管部门

46. 每张处方常用量一般
    A. 不得超过七日
    B. 不得超过五日
    C. 不得超过三日
    D. 应为二日
    E. 应为三日

47. 导致发生医疗事故的直接原因是行为主体
    A. 技术上缺乏经验
    B. 违反医疗卫生管理法律、法规
    C. 在现有科技条件下无法预料
    D. 临床诊疗中患者病情异常
    E. 无法预料或防范

48. 超过有效期的药品
    A. 按假药论处
    B. 按劣药论处
    C. 也是可使用药品
    D. 不能使用该药品
    E. 是不合格药品

49. 《中华人民共和国中医药条例》是我国政府制定颁布的第一部专门的中医药
    A. 法律
    B. 行政法规
    C. 部门规章
    D. 行政规章
    E. 卫生行政规章

50. 医疗机构从业人员违反本规范的,视情节轻重给予处罚,其中不正确的是
    A. 批评教育、通报批评、取消当年评优评职资格
    B. 卫生行政部门依法给予警告、暂停执业或吊销执业证书
    C. 纪检监察部门按照党纪政纪案件的调查处理程序办理
    D. 缓聘、解职待聘、解聘
    E. 涉嫌犯罪的,移送司法机关依法处理

二、B1 型题

答题说明

以下提供若干组考题,每组考题共用在考题前列出的 A、B、C、D、E 五个备选答案。请从中选择一个与问题关系最密切的答案。某个备选答案可能被选择一次、多次或不被选择。

(51～52 题共用备选答案)
A. 热扰心神,神明失主
B. 心气大伤,精神散乱
C. 气郁痰结,阻蔽心窍

D. 热入心包,内扰心神

E. 血瘀不畅,阻遏心窍

51. 谵语的病机是

52. 郑声的病机是

(53~54题共用备选答案)

A. 濡脉

B. 散脉

C. 弱脉

D. 微脉

E. 细脉

53. 主元气离散,脏气将绝的脉象是

54. 主阳气虚衰,气血俱虚的脉象是

(55~56题共用备选答案)

A. 气虚证

B. 气逆证

C. 气滞证

D. 气郁证

E. 气陷证

55. 情绪激动,心烦易怒,头痛,面红耳赤,自觉少腹气上冲咽喉,舌红脉弦,属于

56. 饭后咳声不断,低沉而长,需斜靠于床,否则气下坠感明显,舌淡脉缓,属于

(57~58题共用备选答案)

A. 前额连眉棱骨痛

B. 侧头部痛

C. 后头部连项痛

D. 颠顶部痛

E. 头痛连齿

57. 厥阴经头痛的特点是

58. 阳明经头痛的特点是

(59~60题共用备选答案)

A. 风痰阻络

B. 热极生风

C. 阳明热盛

D. 胃阴损伤

E. 肾阴枯涸

59. 牙齿燥如枯骨者,属

60. 牙齿光燥如石者,属

(61~62题共用备选答案)

A. 血虚不润

B. 脾虚湿浸

C. 先天舌裂

D. 热盛伤津

E. 寒湿壅盛

61. 舌淡白而有裂纹者,属

62. 舌红绛而有裂纹者,属

(63~64题共用备选答案)

A. 釜沸脉

B. 虾游脉

C. 弹石脉

D. 解索脉

E. 雀啄脉

63. 在真脏脉中,主三阳热极,阴液枯竭之候的脉象是

64. 在真脏脉中,主三阴寒极,亡阳于外,虚阳浮越之候的脉象是

(65~66题共用备选答案)

A. 热证转寒

B. 寒证化热

C. 由里出表

D. 由实转虚

E. 由虚致实

65. 患者脾肾阳虚,不能温运气化水液,以致水湿泛滥,形成了水肿,此为

66. 本为咳嗽吐痰,息粗而喘,苔腻脉滑,久之气短而喘,声低懒言,舌淡脉弱,此为

(67~68题共用备选答案)

A. 肝火犯肺证

B. 肝肾阴虚证

C. 心肝血虚证

D. 心肾不交证

E. 肺肾阴虚证

67. 以腰酸胁痛,眩晕耳鸣,遗精,低热颧红为主要表现的证候是

68. 以干咳少痰,腰酸,遗精,潮热盗汗为主要表现的证候是

(69~70题共用备选答案)

A. 白血病

B. 传染性单核细胞增多症

C. 急性胆囊炎

D. 麻疹

E. 流行性感冒

69. 发热伴寒战常见于

70. 发热伴结膜充血常见于

(71~72题共用备选答案)

A. 急性胆囊炎

B. 颅内压增高

C. 十二指肠溃疡

D. 输尿管结石

E. 心绞痛

71. 心前区疼痛呈压榨样伴窒息感,见于

72. 右上腹疼痛放射至右肩胛下区,见于

(73~74题共用备选答案)

A. 咯血颜色鲜红

B. 铁锈色血痰

C. 砖红色胶冻样黏痰

D. 粉红色乳样痰

E. 粉红色浆液性泡沫样痰

73. 出血性疾病可见

74. 左心衰竭肺水肿可见

(75~76题共用备选答案)

A. 两瞳孔大小不等

B. 瞳孔形状不规则

C. 瞳孔缩小

D. 瞳孔呈白色

E. 瞳孔扩大

75. 有机磷农药中毒时可见

76. 阿托品中毒时可见

(77~78题共用备选答案)

A. 双峰P波,时间≥0.12秒

B. 高尖P波,电压≥0.25mV

C. P波逆行

D. T波高耸

E. T波倒置

77. 右心房肥大的心电图表现是

78. 左心房肥大的心电图表现是

(79~80题共用备选答案)

A. 肺内有多发的薄壁空腔

B. 右下肺大片的高密度阴影

C. 边有毛刺的肺门肿块影

D. 肺尖部的低密度片状阴影

E. 肺尖部高密度的纤维索条影

79. 中心型肺癌时X线多见

80. 浸润型肺结核时X线多见

(81~82题共用备选答案)

A. 第一心音分裂

B. 第二心音分裂

C. 第一心音减弱

D. 第二心音减弱

E. 舒张期奔马律

81. 肺动脉高压时可出现

82. 左心室功能低下时可出现

(83~84题共用备选答案)

A. 脊柱后凸

B. 脊柱前凸

C. 脊柱生理性弯曲

D. 姿势性侧凸

E. 器质性侧凸

83. 正常人的脊柱立位时从侧面观可见

84. 儿童发育期坐姿经常不端正可致

(85~86题共用备选答案)

A. 红细胞管型

B. 颗粒管型
C. 透明管型
D. 脂肪管型
E. 蜡样管型

85. 慢性肾炎患者最常见的管型是
86. 发热患者尿中最常见的管型是

(87～88题共用备选答案)
A. 中脘、气海、足三里
B. 太冲、血海、膈俞
C. 脾俞、阴陵泉、足三里
D. 昆仑、公孙、丰隆
E. 太冲、太溪、照海

87. 气虚型腰腿痛,最适合的穴位组合是
88. 肝肾阴虚型腰腿痛,最适合的穴位组合是

(89～90题共用备选答案)
A. 土壤
B. 体液
C. 消化道
D. 吸血节肢动物
E. 呼吸道

89. 艾滋病的主要传播途径是
90. 乙型肝炎的主要传播途径是

(91～92题共用备选答案)
A. 腹泻,洗肉水样便,伴发热,腹痛,无里急后重
B. 腹泻,米泔样大便,无发热,无腹痛及里急后重
C. 腹泻,黏液脓血样便,伴发热,腹痛,里急后重
D. 腹泻,大便呈果酱样,伴低热,腹痛,无里急后重
E. 发热,脐周痛,腹泻,大便呈水样,有少量黏液

91. 细菌性痢疾的典型临床表现是
92. 霍乱的典型临床表现是

(93～94题共用备选答案)
A. 家畜
B. 患者
C. 蚊虫
D. 毛蚶
E. 鼠类

93. 肾综合征出血热的主要传染源是
94. 霍乱的传染源是

(95～96题共用备选答案)
A. 入睡困难
B. 易醒
C. 多梦
D. 睡眠困难
E. 早醒型

95. 何种睡眠障碍临床上多见于具有紧张个性特征的人或神经衰弱的患者
96. 何种睡眠障碍临床上多见于抑郁症患者

(97～98题共用备选答案)
A. 自主选择医院、医护人员
B. 无条件接受人体实验
C. 对患者义务和对社会义务的统一
D. 具有独立作出诊断和治疗的权利以及特殊干涉权
E. 保持和恢复健康,积极配合医疗,支持医学科学研究

97. 患者的义务是
98. 医生的权利是

(99～100题共用备选答案)
A. 新药
B. 处方药
C. 非处方药
D. 劣药
E. 假药

99. 必须凭医师处方销售、调剂和使用的药品是
100. 由消费者自行判断、购买和使用的药品是

一、A2 型题

答题说明

以下每一道考题下面有 A、B、C、D、E 五个备选答案。请从中选择一个最佳答案。

1. 患者,女,45 岁。患咳嗽多年,反复发作。每于清晨咳嗽发作,咳声重浊,痰多色白,质黏腻,咳嗽于吐痰后缓解,进食甘甜油腻食物后加重,胸闷脘痞,呕恶食少,体倦,大便时溏,舌苔白腻,脉象濡滑。治疗应首选
   A. 二陈平胃散合三子养亲汤
   B. 清金化痰汤
   C. 止嗽散
   D. 桑杏汤
   E. 桑菊饮

2. 患者,女,50 岁。咳喘日久,咳嗽痰多,色白黏腻,短气喘息,稍劳即著,怕风易汗,脘痞纳少,舌淡,苔浊腻,脉小滑。病情稳定时可选用
   A. 六君子汤
   B. 蛤蚧定喘丸
   C. 三子养亲汤
   D. 二陈汤
   E. 苏子降气汤

3. 患者,男,70 岁。左侧胸部剧烈疼痛 3 小时,过劳后诱发,疼痛向左肩放射,伴心悸,气短,头晕,乏力,大汗出,四肢厥冷,舌淡紫,苔白腻,脉沉细弦。治宜选用
   A. 宣通胸阳,散寒化浊
   B. 通阳泄浊,豁痰开结
   C. 益气温阳,活血通络
   D. 补益心气,活血化瘀
   E. 益气养阴,活血化瘀

4. 患者,女,28 岁。心悸头晕、胸闷痞满时轻时重 2 年余。近日见水肿,小便短少,四肢微凉,舌淡胖,脉沉滑。辨证为
   A. 心虚胆怯
   B. 瘀阻心脉
   C. 寒凝心脉
   D. 心脾两虚
   E. 水饮凌心

5. 患者,男,48 岁。水肿半月余,从下肢开始,水肿渐延及全身,皮肤绷紧光亮,胸脘痞闷,烦热口渴,小便短赤,大便干结,舌红苔黄腻,脉濡数。治法应为
   A. 健脾化湿,通阳利水
   B. 散风清热,宣肺行水
   C. 宣肺解毒,利湿消肿
   D. 温补脾肾,利水消肿
   E. 分利湿热

6. 患者,男,38 岁。腹泻而泻下不爽,粪色黄褐,气味臭秽,肛门灼热,腹痛阵作,烦热口渴,尿黄,苔黄腻,脉滑数。治疗首选
   A. 大承气汤
   B. 葛根芩连汤
   C. 藿香正气散
   D. 清中汤
   E. 大黄牡丹汤

7. 患者,女,34 岁。胁痛 2 个月。刻下症见两侧胁肋胀痛,时左时右,走窜不定,精神不振,沉默少言,但饮食尚可,伴乳房胀痛,苔薄白,脉弦。治疗首选
   A. 丹栀逍遥散
   B. 柴胡疏肝散
   C. 逍遥散
   D. 四逆散
   E. 龙胆泻肝汤

8. 患者胃脘胀满而痛,嗳腐吞酸,拒按,呕吐不

消化食物,吐后痛减,舌苔厚腻,脉滑。治疗首选
- A. 柴胡疏肝散
- B. 黄芪建中汤
- C. 一贯煎合芍药甘草汤
- D. 保和丸
- E. 良附丸

9. 患者眩晕日久,精神萎靡,腰膝酸软,少寐健忘,两目干涩,视力减退,耳鸣齿摇,五心烦热,舌红,少苔,脉细数。治宜选用
- A. 金匮肾气丸
- B. 六味地黄丸
- C. 右归饮
- D. 左归饮
- E. 大补元煎

10. 患者头昏胀痛,两侧为重,心烦易怒,夜寐不宁,口苦面赤,舌红,苔黄,脉弦。治宜选用
- A. 半夏白术汤
- B. 镇肝熄风汤
- C. 天麻钩藤饮
- D. 芎芷石膏汤
- E. 川芎茶调散

11. 患者水肿日久不退,肿势轻重不一,全身浮肿,以下肢为主,皮肤瘀斑,腰部刺痛,伴血尿,舌紫暗,苔白,脉沉细涩。治疗首选
- A. 济生肾气丸
- B. 桃红四物合五苓散
- C. 血府逐瘀汤
- D. 身痛逐瘀汤
- E. 真武汤

12. 患者口渴多饮,口舌干燥,尿频量多,烦热多汗,舌边尖红苔薄黄,脉洪数。其证候是
- A. 胃热炽盛
- B. 气阴亏虚
- C. 肾阴亏虚
- D. 肺热津伤
- E. 阴阳两虚

13. 患者,女,65岁。患者自诉近期因心肌梗死住院5天,并被告知患有轻度充血性心力衰竭,但目前无症状,体检正常。治疗应选
- A. 利尿剂
- B. ACEI
- C. 地尔硫䓬
- D. 地高辛
- E. 肼屈嗪加硝酸酯类

14. 患者,女,40岁。3个月来饥饿时感上腹痛,进食后缓解,时有反酸。查体:剑突下偏右压痛。最可能的诊断是
- A. 慢性浅表性胃炎
- B. 胃溃疡
- C. 十二指肠溃疡
- D. 急性胃炎
- E. 应激性溃疡

15. 患者,男,20岁。3周前发热,咽痛,1周前面部水肿,尿少,每天排尿7~10次。Hb 120g/L,尿蛋白(++),RBC(+++),WBC 2~3/HP,见透明管型尿。诊断最先考虑
- A. 急性肾盂肾炎
- B. 慢性肾炎急性发作
- C. 急性肾小球肾炎
- D. 急性膀胱炎
- E. 隐匿性肾炎

16. 患者,女,48岁。口干多饮,易饥多汗,乏力3年。外阴瘙痒,视物不清,伴咳嗽3月。查体:T 36.5℃,P 68次/分,R 18次/分,BP 110/80mmHg,甲状腺Ⅰ度肿大,未闻及杂音,手抖(±),心率68次/分,律整。

双肺呼吸音稍粗。最可能的诊断是
A. 更年期综合征
B. 结核病
C. 糖尿病
D. 甲状腺功能亢进症
E. 白内障

17. 患者,男,70岁。右侧偏身麻木2天。查体:左侧偏身深浅感觉减退,其余体征(-)。头颅MRI示左侧内囊后支有一直径约4mm大小的T_1低信号、T_2高信号卵圆形病灶。既往有高血压病史多年。最可能的诊断是
A. 腔隙性脑梗死
B. 脑血栓形成
C. 蛛网膜下腔出血
D. 脑出血
E. 短暂性脑缺血发作

18. 患者,女,50岁。间断上腹痛8个月,进食半小时为重,近2个月来转为持续性上腹胀痛伴恶心,持续大便隐血实验强阳性。首先考虑的诊断是
A. 十二指肠溃疡
B. 胃癌
C. 应激性溃疡
D. 门静脉高压症
E. 慢性胃炎

19. 患者,男,70岁。吞咽困难半个月。查体无明显阳性体征。上消化道钡餐造影示食管中段黏膜紊乱,管壁僵硬,管腔狭窄。初步诊断是
A. 食管炎
B. 食管憩室
C. 贲门失弛缓症
D. 食管癌
E. 食管平滑肌瘤

20. 患者,男,72岁。神昏,高热,烦躁,谵语,二便闭结,舌绛,苔厚腻,脉弦滑数。治疗应首选
A. 菖蒲郁金汤
B. 生脉散
C. 参附汤
D. 炙甘草汤
E. 回阳救逆汤

21. 患者,男,40岁。吞咽困难30天,不能进水2天。口渴、尿少、体重下降。查体:R 26次/分,BP 80/50mmHg,神志清楚,烦躁,血钠152mmol/L,血钾3.2mmol/L,HCO_3^- 18mmol/L,$PaCO_2$ 38mmHg。首要的处理措施应是
A. 补充血容量
B. 氧疗
C. 纠正酸碱失衡
D. 有控制地补充血钾
E. 应用升压药

22. 患者,女,38岁。突然恶寒发热,小腿皮肤红赤,灼热肿胀,迅速扩大,鲜红成片,稍高起皮肤,界线清楚。其诊断是
A. 发
B. 痈
C. 丹毒
D. 有头疽
E. 疖

23. 患者,女,24岁。产后乳房局部肿胀疼痛,皮肤微红,有结块,局部压痛,恶寒发热。其诊断是
A. 乳发
B. 乳痈
C. 乳核
D. 乳癖
E. 乳癌

24. 患者,男,72岁。1个月前右胁肋处曾患集簇水疱,排列成带状,近1周已消退,但皮肤仍刺痛,舌苔薄白,脉弦数。内治应首选
   A. 龙胆泻肝汤
   B. 柴胡疏肝散合桃红四物汤
   C. 知柏地黄丸
   D. 除湿胃苓汤
   E. 茵陈蒿汤

25. 患者,男,21岁。肛门部肿胀,疼痛,伴异物感1天。肛缘3点处可见2cm×2cm×3cm隆起,表面紫暗,质韧,有压痛,无波动感。其诊断是
   A. 内痔脱出嵌顿
   B. 直肠息肉
   C. 结缔组织性外痔
   D. 炎性外痔
   E. 血栓性外痔

26. 患儿,女,14岁。进食海鲜后,全身发出瘙痒性风团。突然发生,并迅速消退,不留痕迹,皮疹色赤,遇热则加剧,得冷则减轻,舌苔薄黄,脉浮数。治疗应首选
   A. 桂枝汤
   B. 消风散
   C. 防风通圣散
   D. 桑菊饮
   E. 银翘散

27. 患者,女,33岁。月经40~50日一行,量少色淡,质清稀,头晕眼花,心悸少寐,面色苍白,舌淡苔薄,脉虚细。治疗应首选
   A. 八珍汤
   B. 归脾汤
   C. 参芪四物汤
   D. 人参养营汤
   E. 人参滋血汤

28. 患者,女,20岁。月经后期,量少,渐至经闭,体质虚弱,腰酸腿软,头晕耳鸣。其诊断是
   A. 脾肾阳虚型闭经
   B. 肾阴不足型闭经
   C. 气血虚弱型闭经
   D. 肺肾阴虚型闭经
   E. 肝郁脾虚型闭经

29. 患者,女,23岁,已婚。妊娠后心烦少寐,渴喜冷饮,腰酸腹痛,伴阴道少量出血,舌红苔黄,脉滑数。治疗应首选
   A. 清热固经汤
   B. 保阴煎
   C. 加味阿胶汤
   D. 加味圣愈汤
   E. 生化汤

30. 患者,女,27岁,已婚。近3个月来带下量多、黏稠,色黄,胸闷心烦,纳少便溏,舌淡红,苔黄略腻,脉细滑。其治法是
   A. 清热利湿止带
   B. 健脾利湿止带
   C. 健脾益气止带
   D. 清热解毒止带
   E. 补肾健脾止带

31. 患者,女,32岁,已婚。现停经45天,尿妊娠试验阳性。2小时前因与爱人吵架出现左下腹撕裂样剧痛,伴肛门坠胀,面色苍白。查体:BP 80/50mmHg,左下腹压痛、反跳痛明显,有移动性浊音,阴道有少量出血。应首先考虑的是
   A. 小产
   B. 堕胎
   C. 胎动不安
   D. 异位妊娠
   E. 妊娠腹痛

32. 患儿,女,1岁8个月。发热重,体温38.8℃,

少汗,头痛,鼻塞,流浊涕,喷嚏,咳嗽,咽红肿痛,舌质红,苔薄黄,指纹浮紫。其治法是
A. 辛温解表,疏风散寒
B. 辛凉解表,疏风清热
C. 清暑解表,化湿和中
D. 辛温解表,宣肺化痰
E. 清瘟解表消毒

33. 患儿咳嗽重浊,痰多壅盛,色白而稀,喉间痰声辘辘,胸闷纳呆,神乏困倦,舌淡红,苔白腻,脉滑。治疗应首选
A. 三拗汤合二陈汤
B. 金沸草散
C. 桑菊饮
D. 清宁散
E. 清金化痰汤

34. 患儿症见口颊、上腭、齿龈、口角溃疡,周围焮红疼痛,烦躁不安,拒食,口臭涎多,便秘尿黄,发热,咽红,舌红,苔薄黄,脉浮数。属于
A. 风热乘脾
B. 心脾积热
C. 心火上炎
D. 虚火上炎
E. 三焦热盛

35. 患儿发热轻微,鼻塞流涕,伴喷嚏及咳嗽,1天后出疹,疹色红润,疱浆清亮,根盘红晕不明显,点粒稀疏,此起彼伏,以躯干为多,舌苔薄白,脉浮数。治宜
A. 辛凉宣透,清热利咽
B. 疏风清热,利湿解毒
C. 清热解毒
D. 清气凉营,泻火解毒
E. 清热凉营解毒

36. 患儿,男,7岁。反复脐周疼痛半年,发作加重一天,纳差,食入即吐,大便2日未行,

腹胀满,扣之有团块,舌苔黄腻。治疗应首选
A. 大承气汤
B. 小承气汤
C. 增液承气汤
D. 驱蛔承气汤
E. 调胃承气汤

37. 患者,男,26岁。患咳喘10余年,开始数年以冬季为重,以后冬夏皆发。现症见呼吸困难,张口抬肩。查体:胸部饱满,两肺布满哮鸣音,咳痰多而稀白,舌苔白腻,脉沉滑。治疗应首选
A. 风门
B. 气海
C. 中脘
D. 膻中
E. 肾俞

38. 患者,男,78岁。左侧肢体乏力1周。症见神清,半身不遂,口角歪斜,语言欠利,口干痰多,大便秘结,舌红,苔黄腻,脉弦滑。治疗应首选
A. 太冲、太溪、水沟、外关、足三里
B. 风池、外关、关元、神阙、水沟
C. 水沟、上巨虚、丰隆、天枢、外关
D. 关元、神阙、外关、太冲、大肠俞
E. 太冲、太溪、丰隆、劳宫、三阴交

39. 患者,男,40岁。2天来食入即吐,呕吐酸苦热臭,口渴,喜寒恶热,大便燥结,脉数,苔黄。针灸取穴除中脘、胃俞、足三里、内关外,还应取
A. 合谷、金津
B. 上脘、脾俞
C. 膻中、丰隆
D. 下脘、璇玑
E. 太冲、阳陵泉

40. 患者,女,23岁。经期腹痛半年。半年前天气炎热,经期不避冷水,并食冷饮,致当月经水中断,后每逢经行初期,即感小腹疼痛,曾自服西药止痛,效果短暂。本次月经来潮,小腹冷痛加剧,畏寒肢冷,经血量少色暗,夹有血块。舌淡,苔白,脉沉弦。妇科检查未见明显异常。针灸治疗应取
   A. 中极、地机、次髎、归来
   B. 肾俞、命门、大赫、关元
   C. 地机、太冲、太溪
   D. 气海、血海、足三里
   E. 关元、中极、肝俞

41. 患者,女,6岁。睡中时有遗尿,平素易感冒,面白神疲,纳少,大便时溏。舌淡苔白,脉弱。针灸治疗应取
   A. 中极、三阴交、膀胱俞、关元、足三里、气海、肺俞
   B. 中极、三阴交、膀胱俞、关元、印堂、合谷、太冲
   C. 中极、三阴交、膀胱俞、关元、足三里、四缝
   D. 中极、三阴交、膀胱俞、关元、肾俞、命门
   E. 中极、三阴交、膀胱俞、关元、四缝、天枢

42. 患者,男,36岁。上齿剧痛3天,伴口臭,口渴,便秘,舌苔黄,脉洪。治疗应首选
   A. 风池
   B. 外关
   C. 足三里
   D. 内庭
   E. 地仓

43. 患者,女,28岁。左眼痒涩刺痛,羞明流泪,眵多黏稠,白睛红赤,胞睑微肿,头痛,鼻塞恶风,舌质红,苔薄白,脉浮数。其治法是
   A. 补益肝肾,清热明目
   B. 清热平肝,明目退翳

C. 清热解毒,消肿止痛
D. 疏风清热,表里双解
E. 疏风清热

44. 患者双眼微痒不适,干涩有眵,胞睑内面脉络模糊,眦部红赤,有少量颗粒,色红而坚,状如花椒,舌尖红,苔薄黄,脉浮数。治疗应首选
   A. 归芍红花散
   B. 仙方活命饮
   C. 银翘散
   D. 除风清脾饮
   E. 普济消毒饮

45. 患者耳痛剧烈,痛引腮脑,耳鸣耳聋,流脓多黄稠,伴发热,口苦咽干,小便黄赤,大便干结,舌质红,苔黄,脉弦数有力。治疗应首选
   A. 肾气丸
   B. 蔓荆子散
   C. 托里消毒散
   D. 龙胆泻肝汤
   E. 银翘散

46. 患者,女,35岁。声音嘶哑,咽喉痛甚,咳嗽痰黄,壮热口渴,大便秘结,舌质红苔黄厚,脉洪数。检查见喉窍黏膜及室带、声带充血,深红肿胀,声带上有黄白色分泌物。其辨证是
   A. 肺脾气虚
   B. 血瘀痰凝
   C. 风寒袭肺
   D. 风热犯肺
   E. 痰热壅肺

47. 患者,女,75岁。摔倒时右手撑地,腕部疼痛、肿胀。查体:右腕部呈"枪刺刀"畸形。最可能的诊断是
   A. Galeazzi骨折

B. Colles 骨折

C. Monteggia 骨折

D. Chance 骨折

E. Smith 骨折

48. 患者,男,23 岁。跌倒后手掌撑地,肩外展外旋,出现肩痛,肿胀,活动受限。查体:Dugas 征阳性。其肩部的畸形是
    A. 屈曲外展、外旋
    B. 屈曲内收、内旋
    C. 方肩
    D. 肩过度后伸
    E. 肩过度膨隆

49. 患者,男,52 岁。平时常有头痛、头晕、视物模糊,转头时突然跌倒。经检查临床诊断为颈椎病,其最可能的类型是

A. 神经根型

B. 脊髓型

C. 交感神经型

D. 椎动脉型

E. 混合型

50. 患者,女,42 岁。腰腿痛 2 个月。查体:下腰椎旁压痛,左下肢直腿抬高试验阳性(50°),加强试验阳性,外踝及足背外侧皮肤感觉减弱,踝反射消失,考虑为腰椎间盘突出症。最可能突出的间隙是
    A. $L_{4\sim5}$
    B. $L_5\sim S_1$
    C. $L_{2\sim3}$
    D. $L_{1\sim2}$
    E. $L_{3\sim4}$

二、A3/A4 型题

答题说明

以下提供若干个案例,每个案例下设若干考题。请根据各考题题干所提供的信息,在每题下面的 A、B、C、D、E 五个备选答案中选择一个最佳答案。

(51~53 题共用题干)

患者,男,18 岁。1 天前运动后吹空调,出现恶寒,发热,无汗,流大量清涕,咳嗽,头痛,四肢酸痛,周身不适,咳吐白稀痰,舌苔薄白润,脉浮紧。

51. 根据患者上述临床表现,中医辨证为
    A. 寒湿痹证
    B. 风寒感冒
    C. 风寒咳嗽
    D. 风寒头痛
    E. 寒湿感冒

52. 根据患者临床表现及辨证类型,主要的治疗原则是
    A. 辛温解表
    B. 辛凉解表
    C. 清暑解表

D. 益气解表

E. 滋阴解表

53. 如患者兼见身楚倦怠,咳痰无力、舌淡苔白,脉浮无力,则根据中医辨证,应选用
    A. 桂枝汤加减
    B. 芎芷石膏汤加减
    C. 银翘散加减
    D. 再造散加减
    E. 参苏饮加减

(54~56 题共用题干)

患者,男,55 岁。头痛、眩晕 5 年余,曾服中、西药治疗但无显效,近月来症状加重而来诊。症见眩晕耳鸣,头目胀痛,面红目赤,急躁易怒,腰膝酸软,头重脚轻,步履不稳,失眠多梦,舌质红,脉弦细数。

54. 其辨证是
   A. 风热头痛
   B. 风湿头痛
   C. 肝阳头痛
   D. 痰浊头痛
   E. 肾虚头痛

55. 其治法是
   A. 疏散风热
   B. 平肝潜阳
   C. 养阴补肾
   D. 化痰降逆
   E. 清热化痰

56. 治疗应首选
   A. 芎芷石膏汤
   B. 天麻钩藤饮
   C. 大补元煎
   D. 半夏白术天麻汤
   E. 清气化痰汤

(57~61题共用题干)

患者,女,36岁。遍体水肿,皮肤绷急光亮,胸脘痞闷,烦热口渴,口苦口黏,小便短赤,大便干结,舌红,苔黄腻,脉滑数。

57. 其诊断为
   A. 湿毒浸淫证
   B. 风水相搏证
   C. 水湿浸渍证
   D. 湿热壅盛证
   E. 脾阳衰微证

58. 其治法是
   A. 宣肺解毒,利湿消肿
   B. 疏风清热,宣肺行水
   C. 运脾化湿,通阳利水
   D. 分利湿热
   E. 温阳利水

59. 其选方是
   A. 越婢加术汤
   B. 麻黄连翘赤小豆汤
   C. 五皮饮
   D. 疏凿饮子
   E. 实脾饮

60. 若腹胀不减,大便不通者,可合用
   A. 小承气汤
   B. 调味承气汤
   C. 己椒苈黄丸
   D. 大承气汤
   E. 桃仁承气汤

61. 若兼见喘粗不能平卧,可加
   A. 沉香、干姜
   B. 葶苈子、桑白皮
   C. 苏子、槟榔
   D. 肉桂、木香
   E. 莱菔子、附子

(62~65题共用题干)

患者,男,40岁。3个月前受凉后出现四肢关节疼痛,游走不定,关节屈伸不利,起病之初曾有恶风、发热。舌淡红,苔薄白,脉浮紧。

62. 应辨证为
   A. 痛痹
   B. 行痹
   C. 风湿热痹
   D. 着痹
   E. 痰瘀痹阻

63. 治疗应选用
   A. 乌头汤
   B. 薏苡仁汤
   C. 地黄饮子
   D. 防风汤
   E. 白虎加桂枝汤

64. 若该患者还有腰背酸痛,下肢无力,多为
   A. 寒湿阻络
   B. 气血亏虚
   C. 痰瘀痹阻
   D. 阴津亏乏
   E. 肾气不足

65. 若该患者逐渐关节肿大,身体羸瘦,苔薄黄。应投以

A. 独活寄生汤
B. 白虎加桂枝汤
C. 犀角散
D. 桂枝芍药知母汤
E. 宣痹汤

(66~69题共用题干)
患者,男,52岁。气粗息涌,喉间痰鸣如吼,痰黄质黏,难以咯出,烦闷不安,口苦,口渴喜饮,舌红苔黄,脉滑数。

66. 根据上述临床表现,治疗应首选
   A. 射干麻黄汤
   B. 定喘汤
   C. 小青龙汤
   D. 苏子降气汤
   E. 大青龙汤

67. 若肺热内盛,口渴较甚,喜饮,口苦,烦躁不安,汗出,面赤,舌红,可加
   A. 葶苈子
   B. 大黄
   C. 陈皮
   D. 生石膏
   E. 知母

68. 若兼见痰鸣息涌不能平卧,肺气壅实可加
   A. 麻黄、桂枝
   B. 荆芥、射干
   C. 葶苈子、地龙
   D. 干姜、细辛
   E. 射干、前胡

69. 若发作时以痰气壅实为主,寒热俱不显著,必要时可应用
   A. 控涎丹
   B. 黑锡丹
   C. 参蛤散
   D. 紫金丹
   E. 紫雪丹

(70~72题共用题干)
患者,男,38岁。间歇性水肿10余年,伴恶心、呕吐1周。查体:血红蛋白80g/L,血压155/110mmHg,尿蛋白(++),颗粒管型2~3/HP,尿比重1.010~1.012。

70. 最可能的诊断是
   A. 慢性肾小球肾炎
   B. 肝炎后肝硬化
   C. 慢性肾盂肾炎
   D. 原发性高血压
   E. 肾病综合征

71. 患者还应立即做的检查项目是
   A. 血肌酐、尿素氮
   B. 24小时尿蛋白定量
   C. 肝功能全套
   D. 乙肝病毒全套
   E. 血胆固醇

72. 为了解患者双侧肾脏是否已缩小,应首选下列哪项检查
   A. 同位素肾图
   B. 静脉肾盂造影
   C. CT
   D. ECT
   E. B超

(73~76题共用题干)
患者,男,35岁。反复上腹部疼痛6年,多于每年秋季发生,疼痛多出现于餐前,进餐后可缓解,近2日疼痛再发,伴反酸。查体:剑突下压痛,HGB 100g/L,粪便隐血(+++)。

73. 应考虑的诊断是
   A. 胃癌
   B. 消化性溃疡
   C. 食管贲门黏膜撕裂综合征
   D. 急性胃黏膜损害
   E. 胃黏膜脱垂

74. 进一步应先进行下列哪项检查
   A. 腹部B超
   B. 胃肠钡餐透视
   C. 内镜
   D. 胃液分析

E.幽门螺杆菌检测
75.应首先采取哪项治疗
    A.生长抑素静脉滴注
    B.紧急输血
    C.质子泵抑制剂静脉滴注
    D.6-氨基己酸静脉滴注
    E.血管加压素静脉滴注
76.如幽门螺杆菌阳性,应采用哪项治疗
    A.胶体铋+阿莫西林
    B.质子泵抑制剂+克拉霉素
    C.质子泵抑制剂+阿莫西林+克拉霉素
    D.阿莫西林+克拉霉素+甲硝唑
    E.胶体铋+质子泵抑制剂+甲硝唑

(77~79题共用题干)
患者,男,42岁。右季肋区隐痛,纳差3月,间有低热,消瘦约3kg。查体:肝肋下2cm可触及,质地中等,未触及结节。X线示右膈外侧抬高运动受限,B超示右肝实质性暗区5cm×3cm。HBsAg 1:64,AFP 400μg/L,ALT 50U/L。
77.最可能的诊断是
    A.阿米巴肝脓肿
    B.慢性活动性肝炎
    C.肝囊肿
    D.原发性肝癌
    E.肝血管瘤
78.确诊最可靠的方法是
    A.定期复查B超
    B.CT
    C.动态观察AFP变化
    D.MRI
    E.定期复查肝功能
79.确诊后首选的治疗是
    A.内科保守治疗
    B.足量放疗
    C.及时手术治疗
    D.积极化疗
    E.放射介入治疗

(80~81题共用题干)
患者,男,30岁。从三楼跌下左腹部跌伤,左6、7、8肋骨骨折,脾破裂、肠破裂。入院时精神紧张,T 38.5℃,面色苍白,肢端冰冷,脉搏细速,P 110次/分,血压130/100mmHg,尿量减少。
80.该病人的休克状态应属于
    A.休克早期
    B.严重休克
    C.顽固性休克
    D.暖休克
    E.冷休克
81.首先考虑的治疗措施是
    A.静脉输注血管收缩药物
    B.立即剖腹探查
    C.迅速补充血容量
    D.大剂量应用抗生素
    E.滴注利尿剂改善肾功能

(82~84题共用题干)
患者,男,41岁。项部红肿高突,灼热疼痛,根脚收束,脓液稠黄,能迅速化脓脱腐,口渴,小便黄。舌红,苔黄,脉数有力。诊断为有头疽。
82.其辨证是
    A.湿热壅滞
    B.气虚毒滞
    C.阴虚火炽
    D.火毒凝结
    E.暑热浸淫
83.其治法是
    A.清热化湿,和营托毒
    B.扶正托毒
    C.清热泻火,和营托毒
    D.滋阴生津,清热托毒
    E.清暑化湿解毒
84.治疗应首选
    A.仙方活命饮
    B.托里消毒散

C. 竹叶黄芪汤
D. 黄连解毒汤合仙方活命饮
E. 清暑汤

(85~87题共用题干)

患者,女,26岁。孕50余天,恶心呕吐,食入即吐,呕吐物为酸水,胸胁满闷,头晕而胀,心烦躁急,口苦咽干,尿赤便秘,舌红,苔黄而干,脉弦滑数。

85. 其辨证是
   A. 肝胃不和证
   B. 脾胃虚弱证
   C. 气阴两亏证
   D. 身虚证
   E. 血弱证

86. 其治法是
   A. 健脾和胃,降逆止呕
   B. 调肝养胃,降逆止呕
   C. 益气养阴,和胃止呕
   D. 清热凉血,养血安胎
   E. 补肾固冲,益气安胎

87. 治疗应首选
   A. 生脉散
   B. 逍遥散
   C. 橘皮竹茹汤
   D. 香砂六君子汤
   E. 寿胎丸

(88~90题共用题干)

患儿,女,2岁。大便稀溏,多于食后作泻,色淡不臭,时轻时重,面色萎黄,形体消瘦,神疲倦怠,舌淡,边有齿印,苔白,脉细。

88. 其辨证是
   A. 脾虚泻
   B. 脾肾阳虚泻
   C. 风寒泻
   D. 湿热泻
   E. 伤食泻

89. 其治法是
   A. 运脾助运
   B. 健脾温肾
   C. 固涩止泻
   D. 健脾益气,助运止泻
   E. 健脾温肾,固涩止泻

90. 治疗应首选
   A. 消乳丸
   B. 保和丸
   C. 参苓白术散
   D. 附子理中汤
   E. 人参乌梅汤

(91~93题共用题干)

患者,男,52岁。饮食稍有不慎即发呕吐,时作时止,面色少华,少气懒言,纳呆便溏,舌淡,苔薄,脉弱。

91. 其辨证是
   A. 痰饮内停证
   B. 肝气犯胃证
   C. 饮食停滞证
   D. 脾胃虚寒证
   E. 寒邪客胃证

92. 治疗应选取的主穴是
   A. 中脘、足三里、内关
   B. 天枢、大肠俞、上巨虚、支沟
   C. 天枢、上巨虚、合谷、三阴交
   D. 天枢、上巨虚、阴陵泉、水分
   E. 神阙、天枢、足三里、公孙

93. 治疗除取主穴外,应加用的腧穴是
   A. 上脘、胃俞
   B. 肝俞、太冲
   C. 肾俞、太溪
   D. 脾俞、胃俞
   E. 胃俞、血海

(94~95题共用题干)

患者,男,29岁。左眼灼热疼痛,热泪如汤,胞睑红肿,白睛红赤肿痛,弥漫溢血,黑睛星翳,口渴心烦,便秘溲赤,舌红,苔黄,脉数。

94. 治宜
    A. 疏风散邪,兼以清热
    B. 泻火解毒
    C. 清肝泻火,退翳明目
    D. 清热凉血,解毒散邪
    E. 滋阴清热,散邪明目

95. 宜用
    A. 疏风散热饮子
    B. 泻肺饮
    C. 凉膈连翘散
    D. 普济消毒饮
    E. 养阴清肺汤

(96～97题共用题干)

患者,男,30岁。近3年来经常打喷嚏、流清涕、鼻塞,每遇风冷即发,平素畏风自汗,易感冒,气怯声低,余无特殊。检查见鼻黏膜色淡,双下鼻甲肿胀。舌淡苔白,脉虚弱。

96. 诊断为
    A. 鼻窒
    B. 伤风鼻塞
    C. 鼻鼽
    D. 鼻渊
    E. 鼻槁

97. 其治法为
    A. 温肺散寒,益气固表
    B. 健脾益气,升清化湿
    C. 温补肾阳,固肾纳气
    D. 健脾益肾,利湿通窍
    E. 健脾益气,散寒通窍

(98～100题共用题干)

患儿,男,4岁。上楼梯时被父亲牵拉右上肢后哭闹,右手不肯持物,肘关节活动受限。

98. 应考虑的诊断是
    A. 腕关节脱位
    B. 锁骨骨折
    C. 肩关节脱位
    D. 肘关节脱位
    E. 桡骨头半脱位

99. 应采用的治疗措施是
    A. 手法复位
    B. 右上肢石膏固定
    C. "8"字绷带固定
    D. 右上臂小夹板固定
    E. 三角巾悬吊

100. 该损伤的治愈标准是
    A. 上肢可上举
    B. 肘关节可进行屈曲运动
    C. 肘关节可进行旋前运动
    D. 肘关节可进行伸直运动
    E. 锁骨无压痛

一、A1 型题（单句型最佳选择题）

答题说明

以下每一道考题下面有 A、B、C、D、E 五个备选答案。请从中选择一个最佳答案。

1. 患者咳嗽声重，气急，咽痒，咳痰稀薄色白，伴鼻塞，流清涕，头痛，肢体酸楚，舌苔薄白，脉浮。其证候是
   A. 风热犯肺
   B. 风燥犯肺
   C. 痰湿蕴肺
   D. 风寒袭肺
   E. 痰热郁肺

2. 患者，女，37 岁。失眠多梦，易惊醒，气短乏力，遇事善惊，胆怯心悸，舌淡，脉弦细。治疗宜选用
   A. 酸枣仁汤
   B. 琥珀多寐丸
   C. 安神定志丸
   D. 朱砂安神丸
   E. 养心汤

3. 患者，男，65 岁。胸痛反复发作 2 周，昨天出现胸部刺痛，夜间尤甚，持续 15 分钟左右，痛处固定不移，受寒后加重，偶有心慌，舌质紫暗，脉象沉涩。治疗应首选
   A. 血府逐瘀汤
   B. 瓜蒌薤白白酒汤
   C. 参附汤合右归饮
   D. 乌头赤石脂丸
   E. 瓜蒌薤白半夏汤

4. 患者，男，36 岁。头痛数年，久治不愈。疼痛多在午后及夜间发作，以两侧为重，并有针刺感，小便赤黄，大便调，舌暗红无苔，脉细涩。其辨证是
   A. 肾虚头痛
   B. 瘀血头痛
   C. 痰浊头痛
   D. 血虚头痛
   E. 肝阳头痛

5. 患者，女，25 岁。晨起胃痛暴作，疼痛剧烈，得温痛减，遇寒加剧，口淡不渴。舌淡苔薄白，脉弦紧。治疗应首选
   A. 良附丸
   B. 保和丸
   C. 丹栀逍遥散
   D. 失笑散合丹参饮
   E. 一贯煎合芍药甘草汤

6. 某男，48 岁，记忆力明显减退伴头晕沉重，胸闷心悸，嗜卧，卧则入睡，鼾声如雷，形体肥胖，苔腻，脉滑。辨证为
   A. 痰热扰心
   B. 痰气郁结
   C. 痰热瘀结
   D. 痰浊扰心
   E. 肾精亏虚

7. 某女，26 岁，心悸不安常由小响声而引发，善惊易恐，伴失眠多梦易被恶梦惊醒。苔薄白，脉细数。辨证为
   A. 心血不足
   B. 阴虚火旺
   C. 心虚胆怯
   D. 心阳不振
   E. 气阴两虚

8. 某女，21 岁，某卫校实习生，在观看手术过程中突然昏倒，不省人事，面色苍白，全身冷汗，四肢发凉，平卧后，10 余分钟苏醒。查体无异常，应首先考虑的病证为
   A. 癫痫

B. 中风脱证
C. 郁证
D. 眩晕
E. 厥证

9. 某男,60岁,诊为"贲门癌"。饮食难下,咽下后很快呕出,胸膈疼痛,形体消瘦,舌紫暗,脉细涩。应辨证为
A. 痰气交阻
B. 湿热阻胃
C. 瘀血内结
D. 瘀血停胃
E. 气虚阳微

10. 某男,18岁,突然腹泻、呕吐并作。吐出物为未消化食物;泻下物色黄如米泔水,治疗无效,半小时后出现面色苍白,眼窝下陷,四肢逆冷。首先考虑
A. 疫毒痢
B. 湿热痢
C. 寒湿内盛泄泻
D. 外邪犯胃呕吐
E. 霍乱

11. 患者,男,60岁,患痢疾月余未愈。泻下白冻,时或清稀,肛门坠胀,常久蹲于厕不起。腹部隐痛,喜温喜按,体瘦形寒,四肢不温,食少神疲,舌淡苔白,脉沉弱。首选方剂为
A. 连理汤加减
B. 黄连阿胶汤加减
C. 不换金正气散加减
D. 桃花汤合真人养脏汤加减
E. 附子理中汤加减

12. 某男,51岁,平素嗜食辛辣。近因操劳过度,出现脘腹痞塞不舒,按之不痛,口燥咽干,大便秘结,舌红少苔,脉细数。应用何方
A. 益胃汤加大黄、芒硝
B. 益胃汤加火麻仁、玄参

C. 一贯煎合芍药甘草汤加减
D. 麦门冬汤加减
E. 半夏泻心汤加减

13. 患者,女,51岁,平素头晕头痛,耳鸣目眩,少寐多梦,突然发生口眼歪斜,舌强语謇,半身不遂,舌质红,脉弦细数。治疗方剂宜选
A. 大秦艽汤
B. 镇肝熄风汤
C. 安宫牛黄丸
D. 至宝丹
E. 涤痰汤

14. 患者,女,50岁。症见积块坚硬,疼痛渐重,面色萎黄,肌肉瘦削,饮食锐减,舌淡紫,无苔,脉弦细。其治法为
A. 理气活血,通络消积
B. 理气活血,软坚散结
C. 理气活血,祛瘀软坚
D. 大补气血,活血化瘀
E. 通滞去积,活血化瘀

15. 患者,男,患肝病多年,近一周出现腹大按之不坚,胁下胀满、时有疼痛,纳食欠佳,小便短少,嗳气不爽,食后作胀,舌苔白腻,脉弦。此属何病证
A. 水湿浸渍型水肿
B. 寒湿困脾型鼓胀
C. 气滞湿阻型鼓胀
D. 肝郁气滞型鼓胀
E. 肝气郁结型胁痛

16. 患者,男,47岁。因生气后卒然晕倒,苏醒后左半身麻木不仁,步履艰难,口眼歪斜,流涎不止,言语謇涩,不能起床已月余,舌有瘀斑,苔白,脉沉而细,其治则是
A. 平肝潜阳,息风通络
B. 益气活血通络

C. 辛温开窍,豁痰息风
D. 辛凉开窍,清肝息风
E. 祛风通络,养血和营

17. 患者为中年女性,尿频、尿急、腰腹拘急疼痛 3 天,伴寒热往来,口苦呕恶,大便 10 日一行,小便黄,舌红苔黄腻有剥脱,少津液,脉细数濡。应选用
   A. 知柏地黄丸加车前子
   B. 八正散
   C. 八正散合小柴胡汤
   D. 八正散合小柴胡汤去大黄加生地
   E. 石韦散合六味地黄丸加藕节、生地

18. 患者症见尿混浊反复发作 3 个月,尿如米泔水,伴尿道热涩疼痛、尿频、尿急、腰腹疼痛,舌红苔黄腻,脉濡数。应治以
   A. 膏淋汤
   B. 无比山药丸
   C. 苍术难名丹
   D. 程氏萆薢分清饮
   E. 八正散

19. 患者男性,30 岁,1 周前感冒后出现咳嗽、呼吸短促,咽干多饮,近 3 日自觉排尿不畅,点滴而出,苔薄黄舌红,脉数。最主要诊断应为
   A. 淋证
   B. 咳嗽
   C. 消渴
   D. 癃闭
   E. 肺胀

20. 患者,男,56 岁,原有前列腺肥大(轻度)病史,夜尿偏多。1 个月前不慎被自行车撞伤,随后出现小便困难,虽经多次导尿,小便仍时艰时频。诊时见:尿线变细,时有中断,尿道涩痛,小腹胀痛,大便秘结,舌红边有紫斑,苔根微腻,脉细而涩。下列治法

中最佳选项为
   A. 清热利湿,通利小便
   B. 清肺热,利水道
   C. 行瘀散结,通利水道
   D. 疏调气机,通利小便
   E. 温阳益气,补肾利尿

21. 男性,60 岁,病久体虚,近两日来心悸,自汗,神倦嗜卧,心胸憋闷疼痛,形寒肢冷,面色苍白,舌淡,脉沉迟。治疗当
   A. 温补肾阳
   B. 养血安神
   C. 滋阴补心
   D. 益气温阳
   E. 益气养心

22. 患者女性,45 岁,1 年前患乙肝,经治疗后现头晕,目眩,胁痛,肢体麻木,筋脉拘急,月经不调,面色不华,舌质淡,脉细涩。此证当以何法治疗
   A. 滋养肝阴
   B. 滋养肝肾
   C. 补血养肝
   D. 补血养心
   E. 滋补肾阴

23. 女,66 岁,慢性支气管炎并阻塞性肺气肿病史 20 余年。3 天前咳嗽、咳痰加重,血气分析结果如下:pH 7.23,氧分压 55mmHg,二氧化碳分压 74mmHg,碳酸氢根 16mmol/L,碱剩余 -6。考虑对酸碱平衡的诊断下列哪项正确
   A. 代谢性酸中毒
   B. 呼吸性酸中毒合并代谢性酸中毒
   C. 代谢性碱中毒
   D. 呼吸性酸中毒
   E. 呼吸性酸中毒合并代谢性碱中毒

24. 一肺炎合并休克患者,治疗后血压 96/

66mmHg,脉搏 6 次/分,中心静脉压 14cmH$_2$O,尿比重 1.014,尿量 15mL/h,尿钠 40mmol/L,肺毛细血管楔压 12mmHg,可能为
A. 电解质紊乱
B. 心衰
C. 血容量不足
D. 急性肾功能衰竭
E. 休克基本纠正,无合并症

25. 男性,35 岁,因间断上腹部不适一年,行胃镜检查诊断为"慢性活动性胃炎合并 HP 感染",医生建议其服用奥美拉唑 40mg,阿莫西林 1.0g,克拉霉素 0.5g,均每日 2 次。治疗方案中使用奥美拉唑对于根除 HP 有何作用
A. 具有抗生素的作用
B. 能治愈慢性胃炎
C. 能提高抗生素的生物利用度
D. 能预防 HP 引起的十二指肠球部溃疡
E. 能预防抗生素的耐药性

26. 男,45 岁,胃大部切除术后 5 天,突然发生右上腹剧痛,伴发热,体温 38.5℃。查体:上腹部压痛、反跳痛、肌紧张。腹腔穿刺抽出黄色液体,最可能的诊断为
A. 十二指肠残端破裂
B. 膈下脓肿
C. 吻合口梗阻
D. 输入段梗阻
E. 倾倒综合征

27. 男性,66 岁。高血压心脏病,心功能不全,ECG 示Ⅱ度房室传导阻滞,两肺底闻及湿性啰音,此时不宜选择下列哪一种降压药物
A. 卡托普利
B. 硝苯地平
C. β受体阻滞剂

D. 噻嗪利尿剂
E. 哌唑嗪

28. 男性,55 岁,冠心病,发生急性剧烈胸骨后疼痛,血 CPK 明显升高,颈静脉充盈,肝大,血压下降至 80/40mmHg,应诊断为
A. 冠心病心力衰竭型
B. 急性右心梗死
C. 冠心病合并急性心包填塞
D. 急性前壁心肌梗死伴泵衰竭
E. 急性心肌梗死并室间隔破裂

29. 老年女性,高血压病史 10 年,今晨用力大便后突发头痛、呕吐伴右侧肢体无力,最可能的诊断为
A. 左基底节高血压性脑出血
B. 右基底节高血压性脑出血
C. 自发性蛛网膜下腔出血
D. 高血压脑病
E. 恶性高血压

30. 女,25 岁,1 型糖尿病患者。近日来食欲减退、多饮、烦渴、多尿。身高 160cm,体重 41kg,皮肤弹性差。空腹血糖 22.2mmol/L,尿糖(+++),酮体强阳性,CO$_2$CP18 mmol/L。应采用下列何组治疗方案
A. 饮食控制
B. 饮食控制 + 磺脲类药物
C. 饮食控制 + 双胍类药物
D. 小剂量普通胰岛素静脉滴注 + 静脉补充生理盐水
E. 大剂量普通胰岛素静脉滴注 + 静脉补充生理盐水

31. 男性,15 岁。2 周前发热、咽痛,予青霉素治疗 3 天后热退,3 天前发现晨起眼睑浮肿,化验尿蛋白(++),沉渣红细胞 10～15/HP。对诊断最有意义的化验检查是
A. 24 小时尿蛋白定量

B. 抗链"O"滴度
C. 肾脏 B 超
D. 血清补体 C3 测定
E. 血肌酐和尿素氮

32. 女性,15 岁。4 周前发热、咽痛。10 天来眼睑浮肿,6 小时前突然出现头痛、意识不清、抽搐,数分钟后意识清醒。检查:血压 170/110mmHg,血红蛋白 115g/L。尿红细胞 15~20/HP。尿蛋白(+ +),血肌酐 200μmol/L。最可能的诊断是
    A. 尿毒症脑病
    B. 急进性肾小球肾炎
    C. 慢性肾小球肾炎
    D. 高血压
    E. 急性肾小球肾炎并发高血压脑病

33. 患者,男,66 岁。有高血压病史 10 余年。2 年来双下肢发凉麻木,时有小腿部抽痛及间歇性跛行,近来足痛转为持久性静止痛,夜间尤甚,往往抱膝而坐,足背动脉搏动消失。其可能的诊断是
    A. 血栓闭塞性脉管炎
    B. 雷诺病
    C. 糖尿病足
    D. 动脉硬化性闭塞症
    E. 动脉栓塞

34. 患者,女,26 岁。经常于发热咽痛后出现双小腿胫前对称性红肿结节,轻微疼痛,并伴关节痛,口渴,尿黄,舌红苔薄黄而腻,脉滑数。其诊断是
    A. 热疮
    B. 药毒
    C. 猫眼疮
    D. 红斑性狼疮
    E. 结节性红斑

35. 一男性患者,50 岁,症见右侧乳晕下有一扁圆形肿块,边缘清楚,活动度好,有轻压痛。考虑
    A. 乳疬
    B. 乳癖
    C. 乳核
    D. 乳发
    E. 乳痈

36. 女性,24 岁,体重 50kg,因急性胃炎反复呕吐已 2 周,时有头晕,手足麻木,但口渴不明显,尿中 Na^+、Cl^- 减少,血清钠 133mmol/L,估计需补充多少氯化钠
    A. 10g
    B. 15g
    C. 20g
    D. 25g
    E. 30g

37. 某男,24 岁,夜晚饮酒,晨起时自觉左侧阴囊胀痛、下坠、牵引少腹隐痛、触按左侧睾丸肿大,阴囊皮色正常,伴发热恶寒,检查白细胞 $15×10^9$/L,舌红苔黄腻,脉滑数。临床诊断为
    A. 子痰
    B. 子痈
    C. 囊痈
    D. 脱囊
    E. 水疝

38. 某褥疮患者,创面腐肉难脱,难以愈合,面色㿠白,神疲乏力,纳差食少,舌淡,少苔,脉沉细无力。临床首选方剂是
    A. 透脓散
    B. 生脉散
    C. 萆薢渗湿汤
    D. 托里消毒散
    E. 血府逐瘀汤

39. 患者,女,结婚 7 年未避孕未孕,月经 20 天

一行,量少色红,无血块,形体消瘦,腰腿酸软,头晕眼花,心悸失眠,五心烦热。治疗首选

A. 启宫丸
B. 养精种玉汤
C. 开郁种玉汤
D. 少腹逐瘀汤
E. 毓麟珠

40. 患者,女,结婚3年未避孕未孕,月经周期不规律,经来腹痛,月经量少,色黯有小血块,经前乳房胀痛,烦躁易怒,苔薄白,脉弦。治宜

A. 滋阴养血,调冲益精
B. 温肾补气养血,调补冲任
C. 疏肝解郁,养血理脾
D. 燥湿化痰,理气调经
E. 活血化瘀调经

41. 女患者,产后5天,周身关节疼痛,屈伸不利,痛无定处,疼痛宛如针刺,舌淡苔薄白,脉细缓。治疗宜选

A. 温经汤
B. 黄芪桂枝五物汤
C. 养荣壮肾汤
D. 黄芪当归散
E. 独活寄生汤

42. 女患者,30岁,停经56天,无明显诱因阴道少量出血,色淡黯质稀,头晕耳鸣,腰膝酸软,查尿妊娠试验阳性,其治法是

A. 补肾益气,固冲安胎
B. 益气养血,固冲安胎
C. 清热凉血,固冲止血
D. 补肾固冲,止血安胎
E. 健脾益气,固冲止血

43. 女患者,18岁,14岁月经初潮,开始1年月经不规律,后来月经规律以后,出现经行腹

痛,小腹冷痛,得热痛减,拒按,经量少,色紫黑有块,舌苔白腻,脉沉紧。中医辨证为

A. 阳虚内寒
B. 脾肾阳虚
C. 气滞血瘀
D. 寒湿凝滞
E. 肝肾亏损

44. 女患者,分娩后突发手足抽搐,头项强直,牙关紧闭,面色苍白,产时失血较多,舌淡无苔,脉虚细。方用

A. 三甲复脉汤加味
B. 天麻钩藤汤加味
C. 羚角钩藤汤加味
D. 镇肝熄风汤加味
E. 撮风散加味

45. 女患者,34岁,每于经期低热,午后为甚,伴五心烦热,两颧潮红,口燥咽干,月经量少,色鲜红,舌红少苔,脉细数。治疗首选方剂是

A. 两地汤
B. 血府逐瘀汤
C. 清经散
D. 补中益气汤
E. 知柏地黄汤

46. 女患者,28岁,一年前人工流产后,每于经期第3天小腹绵绵作痛,腰膝酸软,经量少,色黯淡,质稀,头晕耳鸣,苔薄白,脉细数。治疗首选方剂是

A. 六味地黄丸
B. 圣愈汤
C. 左归饮
D. 调肝汤
E. 胶艾汤

47. 女患者,30岁,停经45天,恶心呕吐4天,不能进食,呕吐痰涎,胸脘满闷,舌淡,苔白

腻,脉滑,治疗最佳方剂是
A. 参苓白术散
B. 香砂六君子汤
C. 苏叶黄连汤
D. 温胆汤
E. 小半夏加茯苓汤

48. 女患者,小腹胀痛,拒按,胸胁乳房胀痛,脘腹胀满,烦躁易怒。舌有瘀点,脉弦涩。选方是
A. 温胞饮
B. 当归建中汤
C. 牡丹散
D. 清热调血汤
E. 少腹逐瘀汤

49. 2岁患儿,7月症见精神萎靡,面色苍白,下肢清冷,食欲不振,身热不退,朝盛暮衰,小便澄清,频数无度,大便稀溏,舌淡苔黄,脉细数无力。治疗首选方剂是
A. 白虎加人参汤
B. 王氏清暑益气汤
C. 新加香薷饮
D. 温下清上汤
E. 竹叶石膏汤

50. 患者,男,36岁。右下腹疼痛1天。患者1天前无明显诱因出现脐周疼痛,继而转移至右下腹,以手按之,其痛加剧,痛处固定不移,伴有发热,恶心,舌苔黄薄而腻,脉弦数。治疗应首选
A. 足三里、三阴交、太冲、内庭
B. 足三里、阑尾、曲池、天枢
C. 合谷、委中、天枢、太冲
D. 梁门、幽门、上巨虚、足三里
E. 上巨虚、阴陵泉、内关、合谷

二、A3/A4型题

答题说明

以下提供若干个案例,每个案例下设若干考题。请根据各考题题干所提供的信息,在每题下面的A、B、C、D、E五个备选答案中选择一个最佳答案。

(51～53题共用题干)

患者,女性,23岁。2日前不慎感寒后出现喘逆上气,胸胀而痛,鼻扇,咳吐黄稠痰,恶寒无汗,身痛口渴,苔黄质红,脉浮数。

51. 根据患者上述临床表现,按照中医辨证理论,下列哪种证型最为恰当
A. 风热型咳嗽
B. 痰热型咳嗽
C. 痰热郁肺型喘证
D. 表寒里热型喘证
E. 热哮

52. 根据患者上述中医辨证类型,采取最为恰当的治疗方法是
A. 宣肺散寒
B. 宣肺泻热
C. 疏风解表
D. 清肺化痰
E. 清热化痰

53. 如此,下列哪种方剂最为符合上述辨证类型及治疗方法
A. 定喘汤
B. 麻杏蒌石汤
C. 麻杏石甘汤
D. 苏子降气汤
E. 清金化痰汤

(54～55题共用备选答案)

患者,男,50岁。心悸不安,胸闷不舒,刺痛,心痛时作,发作时伴有面色紫暗,唇甲青紫,舌质紫暗,脉涩。

54. 其治法是
 A. 温补心阳,安神定悸
 B. 滋阴清火,养心安神
 C. 镇惊定志,养心安神
 D. 补血养心,益气安神
 E. 活血化瘀,理气通络

55. 治疗应首选
 A. 安神定志丸
 B. 桂枝甘草龙骨牡蛎汤
 C. 黄连阿胶汤
 D. 桃仁红花煎
 E. 归脾汤

(56~60题共用题干)

女,65岁。形体消瘦,久病腹痛,喜温喜按,常在进食生冷后加重,伴有神疲乏力,畏寒肢冷,舌淡苔白,脉象沉细。

56. 根据患者上述病史特点,此患者腹痛与下列各项病因病机中何项无关
 A. 外感时邪
 B. 饮食不节
 C. 情志失调
 D. 阳气素虚
 E. 年高体虚

57. 那么根据患者上述临床特点,考虑该患者的腹痛属于何种证型
 A. 寒邪中阻腹痛
 B. 寒实积滞腹痛
 C. 中脏虚寒腹痛
 D. 寒积食滞腹痛
 E. 脾肾阳虚腹痛

58. 根据上述证型,下列中医治疗方法中最适合该病例的是
 A. 温中散寒止痛
 B. 散寒破结止痛
 C. 温中补虚,缓急止痛
 D. 散寒消食,化滞止痛
 E. 温补脾肾,散寒止痛

59. 那么治疗该患者,下列方剂中当首选的是

 A. 良附丸合正气天香散
 B. 大黄附子汤
 C. 小建中汤
 D. 附子理中丸
 E. 保和丸合良附丸

60. 如腹痛加剧,腹冷痛剧烈,攻冲不定,畏寒肢冷,应选用
 A. 大建中汤
 B. 小建中汤
 C. 乌头桂枝汤
 D. 良附丸合正气天香散
 E. 附子理中汤

(61~62题共用题干)

患者,女,60岁。大便秘结,质干燥,数日一行,面色无华,头晕眼花,心悸失眠,爪甲色淡,唇舌淡,脉细。

61. 其诊断是
 A. 血虚便秘
 B. 气虚便秘
 C. 阳虚便秘
 D. 气血两虚便秘
 E. 气滞便秘

62. 治疗应选用
 A. 黄芪汤
 B. 润肠丸
 C. 五仁丸
 D. 麻子仁丸
 E. 八珍汤

(63~64题共用题干)

患者,女,21岁。平素胆怯,夜间突闻雷声后,经常有心悸不安,易恐善惊,难寐多梦,舌苔薄白,脉弦。

63. 应辨证为
 A. 心虚胆怯
 B. 心阳不足
 C. 阴虚火旺
 D. 肝火上炎

E. 水饮凌心

64. 如失治日久,出现心悸,面色无华,体倦乏力,舌淡红苔薄白,脉细无力,方药宜选
   A. 桂枝甘草龙骨牡蛎汤
   B. 归脾汤
   C. 炙甘草汤
   D. 真武汤
   E. 安神定志丸

(65～68题共用题干)
患者,男,38岁。症见腹中积块,胀满疼痛,按之软而不坚,固定不移,舌薄白,脉弦。

65. 根据患者上述临床表现及辨证特点,治疗此患者的最佳选方是
   A. 六磨汤
   B. 逍遥散
   C. 膈下逐瘀汤
   D. 少腹逐瘀汤
   E. 金铃子散合失笑散

66. 若患者兼见恶寒发热,头身酸痛,舌苔白腻,脉浮弦大。治疗应予
   A. 失笑散
   B. 逍遥散
   C. 五积散
   D. 柴胡疏肝散
   E. 六味地黄丸

67. 若患者积块硬痛不移,畏寒肢冷,舌质瘀点瘀斑,脉涩。宜选用
   A. 大七气汤
   B. 六磨汤
   C. 八珍汤
   D. 化积丸
   E. 膈下逐瘀汤

68. 若积块坚硬疼痛逐渐加剧,面色萎黄,消瘦锐形,饮食大减,舌质淡紫,无苔,脉细数,治疗应用
   A. 八珍汤
   B. 化积丸
   C. 膈下逐瘀汤
   D. 八珍汤合化积丸
   E. 膈下逐瘀汤合八珍汤

(69～71题共用题干)
某患者,女,49岁,久居湿地,全身浮肿,腰以下为甚,按之没指,小便短少,身体困重,胸闷,纳呆,泛恶,舌质淡,苔白腻,脉沉缓。

69. 该患者的初步诊断应为
   A. 水肿,阴水
   B. 水肿,阳水
   C. 心痛
   D. 淋证
   E. 感冒

70. 该病证属
   A. 水湿浸渍
   B. 湿热内蕴
   C. 脾阳不足
   D. 心阳不振
   E. 寒温袭表

71. 治以何方加减治疗
   A. 疏凿饮子
   B. 实脾饮
   C. 羌活胜湿汤
   D. 瓜蒌薤白白酒汤
   E. 五皮散合胃苓汤

(72～74题共用题干)
患者,女性,18岁。汗出恶风,动则汗出尤甚,易感冒,体倦乏力,周身酸楚,面白少华,苔薄白,脉细弱。

72. 据描述,其诊断是
   A. 感冒
   B. 虚劳
   C. 汗证
   D. 消渴
   E. 风温

73. 该病例治法是
   A. 补中益气,健脾和胃
   B. 发表散寒

C. 滋阴降火

D. 益气固表

E. 清肝泄热,化湿和营

74. 本证宜选用

A. 小青龙汤

B. 归脾汤

C. 当归六黄汤

D. 龙胆泻肝汤

E. 桂枝加黄芪汤

(75～78题共用题干)

患者,男,36岁。平素性格内向,近日情志不遂,精神抑郁,情绪不宁,善太息,胸胁胀痛,痛无定处,脘闷嗳气,腹胀纳呆,大便时软时干,苔薄腻,脉弦。

75. 根据上述临床表现及病史,按照中医的辨证理论,此患者辨证诊断为何证

A. 肝气郁结之郁证

B. 气郁化火之郁证

C. 气滞痰郁之郁证

D. 心脾两虚之郁证

E. 忧郁伤神之郁证

76. 根据上述辨证类型,下列治疗方法最为符合的是

A. 清泻肝火,解郁和胃

B. 化痰利气解郁

C. 疏肝理气解郁

D. 健脾养心,益气补血

E. 养心安神

77. 如此,针对本病所采用的方药,下列最为符合的是

A. 半夏厚朴汤加减

B. 丹栀逍遥散合左金丸

C. 柴胡疏肝散加减

D. 甘麦大枣汤加减

E. 归脾汤加减

78. 若见胸胁胀痛不移,脉弦涩者,除下列哪味药外均可加用

A. 当归

B. 丹参

C. 血余炭

D. 桃仁

E. 红花

(79～83题共用题干)

患者男性,40岁,3个月前受凉后出现四肢关节疼痛,游走不定,关节屈伸不利,起病之初曾有恶风,发热,纳可,二便调。舌淡红,苔薄白,脉浮紧。

79. 根据患者上述临床表现,此患者中医应辨证诊断为

A. 痛痹

B. 行痹

C. 风湿热痹

D. 着痹

E. 中风

80. 根据上述辨证特点,此患者应以何方为主治疗

A. 乌附麻辛桂姜汤

B. 薏苡仁汤加减

C. 地黄饮子

D. 防风汤加减

E. 白虎桂枝汤加减

81. 如果该患者还兼见腰背酸痛,下肢无力,夜尿频多,精神倦怠等,此患者辨证为

A. 寒湿阻络

B. 气血亏虚

C. 痰瘀痹阻

D. 阴津亏乏

E. 肾气不足

82. 如果该患者关节逐渐肿大,身体羸瘦,苔薄黄。应投以

A. 独活寄生汤

B. 白虎桂枝汤

C. 犀角散

D. 桂枝芍药知母汤

E. 宣痹汤

83. 如果患者痹久内舍于心,见心悸气短,脉虚

数,应以何方治之
A. 归脾汤
B. 柏子养心丸
C. 天王补心丹
D. 炙甘草汤
E. 安神定志丸

(84~86题共用题干)

患者青年女性,颈部弥漫肿大,边界不清,皮色如常,能随吞咽上下移动。

84. 上病例诊断为
A. 气瘿
B. 肉瘿
C. 筋瘿
D. 瘿痈
E. 石瘿

85. 内治法则为
A. 理气解郁,化痰软坚
B. 化痰软坚,开郁行郁
C. 疏风清热,化痰解郁
D. 疏肝清热,化痰消肿
E. 疏肝理气,解郁消肿

86. 内治选用方剂为
A. 丹栀逍遥散
B. 四海舒郁丸
C. 海藻玉壶汤
D. 牛蒡解肌汤
E. 柴胡清肝饮

(87~88题共用题干)

某女,月经周期为20~40天,经量或多或少,平时腰酸膝软,经前乳房胀痛,心烦易怒,脉弦细。

87. 根据如上症状,治法是
A. 补肾疏肝
B. 补肾调经
C. 疏肝理气
D. 理气调经
E. 补肾养肝

88. 首选方是
A. 柴胡疏肝散
B. 逍遥散
C. 定经汤
D. 归肾丸
E. 固阴煎

(89~90题共用题干)

女患者,妊娠8个月,面目肢体浮肿,皮薄而光亮。伴胸闷气短,懒言,口淡无味,食欲不振,大便溏薄。舌质胖嫩,苔薄腻,边有齿痕,脉缓滑无力。

89. 对该患者治宜
A. 健脾益气养血
B. 健脾行水
C. 化气行水
D. 理气行滞,健脾化湿
E. 温肾利湿行水

90. 治疗应首选
A. 鲤鱼汤
B. 白术散
C. 真武汤
D. 健固汤
E. 肾气丸

(91~92题共用题干)

女患者,产后小腹隐隐作痛,喜按,恶露量少色淡,头晕耳鸣,大便干燥,舌淡红,苔薄,脉虚细。

91. 对该患者应用何种治法
A. 补血益气
B. 温肾助阳
C. 滋阴养血
D. 和中健脾
E. 养血柔肝

92. 治疗首选
A. 当归生姜羊肉汤
B. 肠宁汤
C. 加参生化汤

D. 当归芍药散
E. 生化汤

(93~94题共用题干)

孕妇,28岁,孕2产0,孕33周,近一周来时感头晕、头痛、胸闷等不适,血压150/100mmHg。妊娠3个月时测血压为100/70mmHg,下肢浮肿(+++),尿蛋白(+++)。

93. 应诊断为
   A. 轻度妊娠期高血压疾病
   B. 妊娠水肿
   C. 中度妊娠期高血压疾病
   D. 慢性肾炎
   E. 慢性高血压

94. 对该患者下列哪一项不妥
   A. 住院治疗观察
   B. 眼底检查
   C. 血液检查以了解电解质及凝血功能
   D. 尿液检查以了解尿中蛋白含量
   E. 立即终止妊娠

(95~96题共用题干)

某患者,感冒1周,发热不退,咳嗽加重,痰呈铁锈色,胸痛不已,X片显示右肺中下叶有较大面积的阴影。血象高。舌质红苔黄腻,脉象滑数。

95. 针对此患者实际,以下错误的一项是
   A. 机体状况是邪盛正实
   B. 病机为肺经实热
   C. 瘢痕灸适宜
   D. 选择具有泻邪作用的腧穴
   E. 针刺手法用泻法

96. 以下哪种治疗是正确的
   A. 针补太溪
   B. 三棱针点刺少商、尺泽,泻丰隆
   C. 平补平泻足三里穴

D. 单用皮肤针治疗
E. 艾灸重灸

(97~98题共用题干)

患者左眼灼热疼痛,刺痒交作,怕热畏光,泪热眵结,白睛赤肿,头痛,恶寒发热,口渴思饮,舌红,苔黄,脉数。

97. 根据上述症状,其诊断是
   A. 眼睑湿疹
   B. 眼睑皮肤炎
   C. 沙眼
   D. 眦部睑缘炎
   E. 暴风客热

98. 其辨证是
   A. 风热并重
   B. 脾胃蕴热
   C. 心火亢盛
   D. 阴虚火旺
   E. 气滞血瘀

(99~100题共用题干)

某女,月经19~20天一行,量多,色紫红有块,心烦易怒,面红口干,便干溲黄,舌红苔薄黄,脉弦数。

99. 其辨证是
   A. 阳盛血热
   B. 肝郁血热
   C. 阴虚内热
   D. 气虚血热
   E. 血瘀化热

100. 其首选方是
   A. 两地汤
   B. 清经散
   C. 丹栀逍遥散
   D. 保阴煎
   E. 加减一阴煎

参 考 答 案

基础知识

1. B	2. A	3. B	4. B	5. A	6. A	7. B	8. B	9. C	10. A
11. E	12. C	13. D	14. E	15. C	16. E	17. C	18. D	19. D	20. A
21. D	22. D	23. B	24. B	25. E	26. B	27. E	28. C	29. E	30. A
31. C	32. C	33. C	34. A	35. C	36. C	37. A	38. A	39. A	40. E
41. B	42. A	43. C	44. C	45. A	46. A	47. A	48. D	49. E	50. B
51. A	52. A	53. B	54. A	55. E	56. C	57. D	58. E	59. C	60. E
61. A	62. B	63. D	64. E	65. A	66. E	67. D	68. B	69. A	70. C
71. D	72. A	73. A	74. C	75. C	76. A	77. A	78. B	79. C	80. B
81. A	82. E	83. D	84. A	85. A	86. B	87. A	88. D	89. D	90. A
91. E	92. B	93. C	94. E	95. A	96. C	97. B	98. C	99. D	100. B

相关专业知识

1. B	2. D	3. E	4. A	5. D	6. B	7. A	8. B	9. D	10. A
11. A	12. B	13. A	14. D	15. E	16. E	17. B	18. C	19. B	20. B
21. E	22. A	23. A	24. A	25. C	26. A	27. E	28. B	29. C	30. C
31. C	32. C	33. B	34. C	35. C	36. C	37. C	38. D	39. A	40. C
41. D	42. A	43. C	44. D	45. E	46. A	47. B	48. B	49. B	50. B
51. D	52. B	53. B	54. C	55. B	56. B	57. D	58. A	59. E	60. C
61. A	62. D	63. A	64. B	65. E	66. D	67. B	68. E	69. C	70. D
71. E	72. A	73. B	74. E	75. C	76. E	77. B	78. A	79. C	80. D
81. B	82. E	83. C	84. D	85. B	86. C	87. A	88. E	89. B	90. B
91. C	92. B	93. E	94. B	95. D	96. E	97. E	98. D	99. B	100. C

专业知识

1. A	2. A	3. C	4. E	5. E	6. B	7. B	8. D	9. D	10. C
11. B	12. D	13. B	14. C	15. C	16. C	17. A	18. B	19. D	20. A
21. A	22. C	23. B	24. B	25. E	26. B	27. D	28. B	29. B	30. A
31. D	32. B	33. A	34. A	35. B	36. D	37. D	38. C	39. A	40. A
41. A	42. D	43. E	44. C	45. D	46. E	47. B	48. C	49. D	50. B
51. B	52. A	53. E	54. C	55. B	56. B	57. D	58. D	59. D	60. C
61. B	62. B	63. D	64. E	65. D	66. B	67. D	68. C	69. A	70. A
71. A	72. E	73. B	74. C	75. C	76. C	77. D	78. C	79. C	80. A
81. C	82. D	83. C	84. D	85. A	86. B	87. C	88. A	89. D	90. C
91. D	92. A	93. D	94. B	95. D	96. C	97. A	98. E	99. A	100. A

专业实践能力

1. D	2. C	3. A	4. B	5. A	6. D	7. C	8. E	9. C	10. E
11. D	12. B	13. B	14. D	15. C	16. B	17. D	18. D	19. D	20. C
21. D	22. C	23. B	24. D	25. C	26. A	27. C	28. B	29. A	30. D
31. D	32. E	33. D	34. E	35. A	36. D	37. B	38. D	39. B	40. C
41. E	42. D	43. D	44. A	45. A	46. D	47. E	48. C	49. D	50. B
51. D	52. B	53. C	54. E	55. D	56. E	57. C	58. C	59. C	60. A
61. A	62. B	63. A	64. B	65. E	66. C	67. A	68. D	69. B	70. A
71. E	72. C	73. D	74. E	75. A	76. C	77. C	78. C	79. B	80. D
81. E	82. D	83. D	84. A	85. E	86. B	87. A	88. C	89. B	90. B
91. A	92. B	93. C	94. E	95. C	96. B	97. E	98. A	99. B	100. C

试卷标识码：

全国中医药专业技术资格考试

全科医学(中医类)专业(中级)押题秘卷(二)

考试日期： 年 月 日

考生姓名：_____

准考证号：_____

考　　点：_____

考 场 号：_____

一、A1型题

答题说明

以下每一道考题下面有 A、B、C、D、E 五个备选答案。请从中选择一个最佳答案。

1. 肺的阴阳属性是
   A. 阴中之阳
   B. 阳中之阴
   C. 阳中之阳
   D. 阴中之至阴
   E. 阴中之阴

2. 按五行规律,肝病及心是
   A. 母病及子
   B. 相乘传变
   C. 子病犯母
   D. 相克
   E. 相侮传变

3. 以下属于按相克规律确定的治法是
   A. 泻南补北
   B. 金水相生
   C. 培土生金
   D. 滋水涵木
   E. 益火补土

4. 肺主一身之气体现在
   A. 吸入清气
   B. 宣发卫气
   C. 生成宗气
   D. 助心行血
   E. 呼出浊气

5. 大肠的功能是
   A. 受纳
   B. 和降
   C. 化物
   D. 传导
   E. 受盛

6. 行于脉内的气是
   A. 卫气
   B. 营气
   C. 宗气
   D. 元气
   E. 心气

7. 主司妇女带下的经脉是
   A. 冲脉
   B. 任脉
   C. 带脉
   D. 督脉
   E. 阴维脉

8. 在经络系统中,具有加强十二经脉中相为表里的两条经脉之间在肢体联系作用的是
   A. 十五别络
   B. 奇经八脉
   C. 十二经别
   D. 十二经筋
   E. 十二皮部

9. 饮食偏嗜中,下列提法不确切的是
   A. 味过于苦,脾气不濡,胃气乃厚
   B. 味过于酸,肝气以津,脾气乃绝
   C. 多食咸,则脉凝泣而变色
   D. 多食苦,则骨痛而发落
   E. 多食辛,则脉急而爪枯

10. 七情致病首先影响的是
    A. 脏腑
    B. 气机
    C. 血液
    D. 经脉
    E. 气血

11. 大怒、暴怒可以导致的是
    A. 气结
    B. 气下
    C. 气上
    D. 气滞
    E. 气散

12. 患者先有脾虚泄利的症状,然后出现舌红、烦躁,其病理基础是
    A. 阴损及阳
    B. 阳损及阴
    C. 阴盛格阳
    D. 阳盛格阴
    E. 阴阳亡失

13. 证候虚实的"虚"指的是
    A. 体质虚弱
    B. 气血虚弱
    C. 正气不足
    D. 邪留伤正
    E. 精气虚衰

14. 下列各项病证,适宜"寒因寒用"的是
    A. 真寒假热证
    B. 表热里寒证
    C. 真热假寒证
    D. 寒热错杂证
    E. 表寒里热证

15. 周期性健康检查计划最理想的执行者是
    A. 全科医生
    B. 卫生防疫人员
    C. 社区护理人员
    D. 临床护理人员
    E. 临床专科医生

16. 健康教育和健康促进的基本内容不包括
    A. 心理调适
    B. 运动疗法
    C. 营养知识教育
    D. 延长睡眠时间
    E. 戒烟

17. 对社区诊断描述正确的是
    A. 个体水平上的疾病判断
    B. 依据的是症状、体征和实验室检查结果
    C. 理论基础是临床专业知识
    D. 通常采用的是流行病学方法
    E. 是一种在疾病发生后的诊断

18. 一种疾病的病死率为
    A. 每10万人的粗死亡率
    B. 该病的死亡率
    C. 某疾病的死亡结果
    D. 该病死亡在各种死亡中的比例
    E. 该病患者的死亡百分比

19. 抢救刺激性气体中毒的关键是
    A. 吸氧
    B. 应用解毒药物
    C. 应用镇静剂
    D. 防治肺水肿
    E. 防止心肌损害

20. 健康教育的核心问题是
    A. 进行完整、系统的教育活动
    B. 宣传健康知识
    C. 促进个体或群体改变不健康的行为与生活方式
    D. 治疗慢性疾病
    E. 预防疾病,促进健康

21. 全球伤害死亡的首位死因是
    A. 火灾
    B. 他杀
    C. 交通事故
    D. 医疗事故
    E. 自杀

22. 下列各项,不属妊娠绝对禁用药物的是
   A. 麝香
   B. 巴豆
   C. 大戟
   D. 半夏
   E. 斑蝥

23. 既能解表散寒,祛风止痛,通鼻窍;又能燥湿止带,消肿排脓的药物是
   A. 白芷
   B. 荆芥
   C. 防风
   D. 苍术
   E. 羌活

24. 既能清热解毒,又能疏散风热,凉血止痢的药物是
   A. 金银花
   B. 连翘
   C. 青黛
   D. 大青叶
   E. 板蓝根

25. 既能治疗风湿痹痛,又能治疗诸骨鲠咽的药物是
   A. 五加皮
   B. 桑寄生
   C. 木瓜
   D. 羌活
   E. 威灵仙

26. 下列各项,不具有止呕功效的是
   A. 半夏
   B. 藿香
   C. 佩兰
   D. 豆蔻
   E. 竹茹

27. 功能甘淡渗泄,利水渗湿,兼能泄热的药物是
   A. 茯苓
   B. 车前子
   C. 木通
   D. 泽泻
   E. 冬瓜皮

28. 具有温肾阳,温脾阳,温通血脉,引火归原功效的药物是
   A. 附子
   B. 干姜
   C. 肉桂
   D. 桂枝
   E. 吴茱萸

29. 木香具有的功效是
   A. 行气止痛,健脾消食
   B. 疏肝止痛,助阳止泻
   C. 破气消积,散寒止痛
   D. 行气调中,温脾化痰
   E. 理气调中,温肾助阳

30. 既能消食化积,又能行气散瘀的药物是
   A. 神曲
   B. 山楂
   C. 木香
   D. 枳实
   E. 鸡内金

31. 既能收敛止血,止痢,又能截疟,补虚的药物是
   A. 苦楝皮
   B. 沙苑子
   C. 侧柏叶
   D. 仙鹤草
   E. 三七

32. 既能润肺化痰止咳,又能杀虫灭虱的药物是

A. 榧子
B. 百部
C. 贯众
D. 鹤虱
E. 花椒

33. 朱砂具有的功效是
    A. 平肝潜阳
    B. 解毒疗疮
    C. 收敛固涩
    D. 活血散瘀
    E. 软坚散结

34. 既能清肝热,又能平肝阳的药物是
    A. 天麻
    B. 白蒺藜
    C. 夏枯草
    D. 全蝎
    E. 钩藤

35. 功能补肺气肺阴,补脾气,补肾固涩的药物是
    A. 太子参
    B. 西洋参
    C. 黄精
    D. 山药
    E. 五味子

36. 麻黄、杏仁同用的方剂是
    A. 麻子仁丸
    B. 杏苏散
    C. 桂枝汤
    D. 桑杏汤
    E. 麻黄汤

37. 清营汤证的发热特征是
    A. 午后低热
    B. 入暮潮热
    C. 身热夜甚

D. 日晡潮热
E. 夜热早凉

38. 小建中汤的君药是
    A. 白芍
    B. 饴糖
    C. 桂枝
    D. 生姜
    E. 大枣

39. 地黄饮子的主治病证是
    A. 丹毒
    B. 阴疽
    C. 寒痹
    D. 喑痱
    E. 痿证

40. 金锁固精丸的主治病证是
    A. 肾阳亏虚之遗精
    B. 膀胱虚寒之遗尿
    C. 脾肾两虚之遗精
    D. 心肾两虚之遗精
    E. 肾虚不固之遗精

41. 天王补心丹中的"三参"是
    A. 人参、丹参、党参
    B. 丹参、玄参、党参
    C. 人参、丹参、玄参
    D. 人参、玄参、苦参
    E. 丹参、苦参、海参

42. 厚朴温中汤的功用是
    A. 行气除满,温中燥湿
    B. 行气疏肝,驱寒止痛
    C. 行气降逆,宽胸散结
    D. 消痞除满,健脾和胃
    E. 消导化滞,清热利湿

43. 桔梗、枳壳同用的方剂是

A. 黄龙汤
B. 柴葛解肌汤
C. 百合固金汤
D. 参苓白术散
E. 血府逐瘀汤

44. 川芎茶调散的主治病证是
A. 痰厥头痛
B. 血虚头痛
C. 外风头痛
D. 气虚头痛
E. 肝风头痛

45. 主治外感凉燥证的方剂是
A. 杏苏散
B. 参苏饮
C. 桑杏汤
D. 桂枝汤
E. 桑菊饮

46. 实脾散组成中含有的药物是
A. 茯苓皮、大腹子
B. 炮附子、炙甘草
C. 草豆蔻、白术
D. 炮干姜、茴香
E. 大腹皮、木瓜

47. 治疗风痰上扰之眩晕,最宜选用的方剂是
A. 苓甘五味姜辛汤
B. 半夏白术天麻汤
C. 三子养亲汤
D. 温胆汤
E. 定痫丸

48. 组成药物中含有四君子汤的方剂是
A. 实脾散
B. 完带汤
C. 补中益气汤
D. 枳实消痞丸
E. 真人养脏汤

49. 乌梅丸组成中含有的药物是
A. 党参、当归
B. 蜀椒、肉桂
C. 黄连、黄芩
D. 生姜、细辛
E. 桂枝、炮附子

50. 下列方剂中可用于治疗疝气瘕聚的是
A. 温经汤
B. 逍遥散
C. 一贯煎
D. 大建中汤
E. 身痛逐瘀汤

二、B1 型题

答题说明

以下提供若干组考题,每组考题共用在考题前列出的 A、B、C、D、E 五个备选答案。请从中选择一个与问题关系最密切的答案。某个备选答案可能被选择一次、多次或不被选择。

(51~52 题共用备选答案)
A. 肝
B. 脾
C. 心
D. 肾
E. 肺

51. "朝百脉"的脏是
52. "主藏血"的脏是

(53~54 题共用备选答案)
A. 元气
B. 宗气

C. 卫气
D. 营气
E. 经气
53. 根源于肾,通过三焦而布散全身的气是
54. 贯心肺以行气血,走息道以行呼吸的气是

(55~56题共用备选答案)
A. 真寒假热证
B. 真热假寒证
C. 虚寒证
D. 虚热证
E. 阴阳两虚证
55. 阳盛格阴证属于
56. 阴盛格阳证属于

(57~58题共用备选答案)
A. 相侮
B. 相乘
C. 子病犯母
D. 母病及子
E. 制化
57. "见肝之病,知肝传脾"所属的是
58. "水气凌心"所属的是

(59~60题共用备选答案)
A. 足少阴肾经
B. 足厥阴肝经
C. 足阳明胃经
D. 足太阳膀胱经
E. 足太阴脾经
59. 分布于下肢内侧后缘的是
60. 分布于下肢外侧后缘的是

(61~62题共用备选答案)
A. 咳逆上气
B. 恶心呕吐
C. 头晕目眩、耳鸣
D. 胃脘疼痛
E. 脘腹有重坠感

61. 中气不足,可引起的症状是
62. 胃气上逆,可引起的症状是

(63~64题共用备选答案)
A. 森林脑炎见于春天
B. 吸毒、不正当性行为可致艾滋病
C. 城市肺癌发病率和死亡率高于农村
D. 流行性乙型脑炎和脊髓灰质炎多为隐性流行
E. 因有效治疗方法的应用提高了某病的患病率
63. 以上说法属于人群分布的是
64. 以上说法属于地区分布的是

(65~66题共用备选答案)
A. 零级预防
B. 一级预防
C. 二级预防
D. 三级预防
E. 四级预防
65. 社区筛检属于
66. 周期性健康检查属于

(67~68题共用备选答案)
A. 暴发
B. 大流行
C. 散发
D. 周期性流行
E. 长期变异
67. 我国发生的传染性非典型肺炎(SARS),很快波及到许多省市,这种发病情况称为
68. 某幼儿园有200名儿童,近一周内有30名儿童相继出现发热,手心、脚心出疹子,口腔有溃疡等症状,经诊断均为手足口病。提示该病流行强度为

(69~70题共用备选答案)
A. 感染率
B. 罹患率

C. 患病率
D. 发病率
E. 病死率

69. 某地为了解某城市儿童龋齿的流行情况拟进行一次普查,要说明调查结果可用

70. 某医师欲采用横断面调查研究的方法,调查高血压在人群中的分布情况,选择最合适的指标为

(71~72题共用备选答案)
A. 描述性研究
B. 队列研究
C. 病例对照
D. 实验性研究
E. 理论性研究

71. 主要根据暴露状况来抽取样本的研究是
72. 一般而言,流行病学研究的起点是

(73~74题共用备选答案)
A. 乌头
B. 甘草
C. 三棱
D. 芒硝
E. 藜芦

73. 不宜与瓜蒌同用的药物是
74. 不宜与牙硝同用的药物是

(75~76题共用备选答案)
A. 退虚热,凉血,解暑,截疟
B. 退虚热,除疳热,清湿热
C. 清虚热,除疳热
D. 清热燥湿,泻火解毒,退虚热
E. 和解退热,疏肝解郁,升举阳气

75. 银柴胡具有的功效是
76. 胡黄连具有的功效是

(77~78题共用备选答案)
A. 丝瓜络
B. 鹿衔草

C. 豆蔻
D. 木瓜
E. 蚕沙

77. 具有祛风,通络,活血功效的药物是
78. 具有祛风湿,强筋骨,止血功效的药物是

(79~80题共用备选答案)
A. 侧柏叶
B. 地榆
C. 大蓟
D. 槐花
E. 小蓟

79. 既善于治疗吐衄便血,又善于治疗肝火上炎之头痛目赤的药物是
80. 既善于治疗吐衄便血,又善于治疗肺热咳嗽有痰的药物是

(81~82题共用备选答案)
A. 既能平肝潜阳,又能清肝明目
B. 既能软坚散结,又能平肝潜阳
C. 既能软坚散结,又能利水
D. 既能软坚散结,又能滋阴潜阳
E. 既能软坚散结,又能活血止痛

81. 牡蛎具有的功效是
82. 珍珠母具有的功效是

(83~84题共用备选答案)
A. 补肝肾,行血脉
B. 壮肾阳,温脾阳
C. 补肾阳,祛风湿
D. 补肝肾,暖腰膝
E. 补肝肾,强筋骨

83. 巴戟天具有的功效是
84. 五味子具有的功效是

(85~86题共用备选答案)
A. 活血止痛,行气解郁,清心凉血,利胆退黄
B. 活血行气,止痛,消肿生肌

C. 活血止痛,消肿生肌
D. 活血行气,祛风止痛
E. 活血调经,祛瘀止痛,凉血消痈,除烦安神

85. 乳香具有的功效是
86. 没药具有的功效是

(87～88题共用备选答案)
A. 半夏、甘草
B. 苏子、杏仁
C. 黄芩、桂枝
D. 苏子、甘草
E. 细辛、杏仁

87. 小青龙汤与定喘汤组成中均含有的药物是
88. 苏子降气汤与定喘汤组成中均含有的药物是

(89～90题共用备选答案)
A. 杏苏散
B. 清燥救肺汤
C. 桑菊饮
D. 银翘散
E. 桑杏汤

89. 外感温燥证,治宜选用
90. 风温初起证,治宜选用

(91～92题共用备选答案)
A. 寒下剂
B. 温下剂
C. 润下剂
D. 逐水剂
E. 攻补兼施剂

91. 黄龙汤属于
92. 大黄牡丹汤属于

(93～94题共用备选答案)
A. 补中益气汤
B. 青蒿鳖甲汤
C. 当归补血汤
D. 当归六黄汤
E. 清骨散

93. 治疗气虚发热的代表方剂是
94. 治疗血虚发热的代表方剂是

(95～96题共用备选答案)
A. 朱砂安神丸
B. 天王补心丹
C. 酸枣仁汤
D. 导赤散
E. 归脾汤

95. 治疗心肾阴亏血少之心悸失眠,首选的方剂是
96. 治疗心脾气血两虚之心悸失眠,首选的方剂是

(97～98题共用备选答案)
A. 大秦艽汤
B. 消风散
C. 牵正散
D. 小活络丹
E. 川芎茶调散

97. 风痰阻于头面经络之口眼㖞斜者,治宜选用
98. 风邪初中经络之口眼㖞斜者,治宜选用

(99～100题共用备选答案)
A. 苇茎汤
B. 泻白散
C. 大承气汤
D. 麻子仁丸
E. 大黄牡丹汤

99. 治疗肺痈的方剂是
100. 治疗肠痈的方剂是

一、A1 型题

答题说明

以下每一道考题下面有 A、B、C、D、E 五个备选答案。请从中选择一个最佳答案。

1. 小便余沥不尽,属于
   A. 膀胱湿热
   B. 肾不纳气
   C. 肾气不固
   D. 肾精不足
   E. 小肠实热

2. 饥不欲食多见于
   A. 胃强脾弱
   B. 胃阴不足
   C. 胃火炽盛
   D. 胃气将绝
   E. 脾胃湿热

3. 咽喉色鲜红娇嫩,肿痛不甚,属于
   A. 肺胃积热
   B. 痰湿停滞
   C. 寒凝咽喉
   D. 阴虚火旺
   E. 胃中有热

4. 舌淡白胖嫩,边有齿痕而又有裂纹,属于
   A. 脾虚湿浸
   B. 先天性舌裂
   C. 血虚不润
   D. 阴液亏损
   E. 热盛伤津

5. 主脏气衰微,或疼痛、惊恐、跌打损伤的脉象是
   A. 结脉
   B. 牢脉
   C. 促脉
   D. 代脉
   E. 涩脉

6. 神志清楚,语言时有错乱,语后自知言错,为
   A. 谵语
   B. 郑声
   C. 独语
   D. 错语
   E. 叹息

7. 下列哪项不符合阴证的临床特点
   A. 身重蜷卧
   B. 静而少言
   C. 腹痛喜按
   D. 大便溏泄气腥
   E. 小便短赤涩痛

8. 因脏腑功能低下而致痰饮为患的证候属
   A. 虚中夹实
   B. 虚实并重
   C. 因虚致实
   D. 实中夹虚
   E. 真虚假实

9. 下列哪项不是肾气不固证的临床表现
   A. 滑精早泄
   B. 夜尿频多
   C. 带下清稀
   D. 少便失禁
   E. 浮肿少尿

10. 下列不属于肺热炽盛证临床表现的是
    A. 发热口渴
    B. 咳嗽气喘
    C. 鼻翼扇动
    D. 痰黄稠量多
    E. 咽喉肿痛

11. 下列哪项不是营分证的临床表现

A. 身热夜甚
B. 口不甚渴
C. 心烦不寐
D. 斑疹显露
E. 舌质红绛

12. 咳嗽胸闷,气喘息粗,咳吐脓血腥臭痰,胸痛,发热口渴,舌红苔黄腻,脉滑数,属
A. 痰热壅肺证
B. 肺热炽盛证
C. 肺火犯肺证
D. 燥邪犯肺证
E. 饮停胸胁证

13. 长期咳嗽,咯白色泡沫痰,可能的病因是
A. 支气管哮喘
B. 肺炎
C. 支气管扩张
D. 慢性支气管炎
E. 肺结核

14. 头痛伴喷射性呕吐多见于
A. 急性胃炎
B. 霍乱
C. 胆结石
D. 颅内高压
E. 幽门梗阻

15. 吸气性呼吸困难的特征是
A. 明显的哮鸣音
B. 深大呼吸
C. 呼吸浅慢
D. "三凹征"
E. 胸部一侧呼吸减弱

16. 支气管哮喘呼吸困难的特征为
A. 反复发作的呼气性呼吸困难
B. 反复发作的吸气性呼吸困难
C. 反复发作的混合性呼吸困难
D. 神经精神性呼吸困难

E. 吸气性"三凹征"

17. 关于问诊的方法,不正确的是
A. 态度要和蔼、柔和
B. 循循善诱,以暗示引导患者提供所需资料
C. 尽量用通俗语言问诊
D. 直接询问患者,获取病史资料
E. 从简单问题开始问起

18. 40岁以上听到第三心音,常提示
A. 高血压
B. 动脉粥样硬化
C. 心肌供血不足
D. 贫血
E. 心功能不全

19. 桶状胸,两肺呼吸动度及语颤减弱,听诊两肺呼吸音较低。可能的疾病是
A. 气胸
B. 肺气肿
C. 胸腔积液
D. 肺不张
E. 心功能不全

20. 使气管偏向患侧的疾病是
A. 气胸
B. 肺不张
C. 不匀称的甲状腺肿大
D. 胸腔积液
E. 纵隔肿瘤

21. 甲状腺功能减退的面容是
A. 苦笑面容
B. 无欲貌
C. 满月面容
D. 肢端肥大面容
E. 黏液水肿面容

22. 左心室增大时,心尖搏动移位的方向是

A. 向左
B. 向右
C. 向右下
D. 向左下
E. 向后

23. 心包摩擦音通常在什么部位听诊最清楚
    A. 左锁骨中线第三、四肋间
    B. 左侧腋前线第三、四肋间
    C. 左腋中线第三、四肋间
    D. 胸骨右缘第三、四肋间
    E. 胸骨左缘第三、四肋间

24. 归脾经的食物是
    A. 苦瓜、荞麦
    B. 冬瓜、玉米
    C. 百合、莲子
    D. 猪肉、莲藕
    E. 佛手、小麦

25. Brunnstrom神经生理疗法治疗脑卒中偏瘫的重点是
    A. 增强肌力
    B. 加大关节活动范围
    C. 促进神经生理功能恢复
    D. 按神经生理特点恢复功能
    E. 利用张力性反射与协同模式改善运动控制

26. "安身之本,必资于食"的养生理论出自
    A. 老子
    B. 达摩
    C. 庄子
    D. 孙思邈
    E. 张仲景

27. 脑卒中患者偏瘫侧肢体分级处于Brunnstrom Ⅱ期,康复治疗措施正确的是
    A. 控制肌痉挛和异常运动模式,促进分离运动的出现
    B. 增强患侧肢体肌力、耐力训练
    C. 增强患侧肢体平衡和协调性训练
    D. 恢复、提高肌张力,诱发主动运动
    E. 控制肌痉挛,促进选择性运动和速度运动更好地恢复

28. 在进行记忆障碍训练的过程中包括很多方法,其中不确切的是
    A. 背诵法
    B. 分解－联合法
    C. 首词记忆法
    D. 记忆技巧法
    E. 联想法

29. 脑性瘫痪的作业疗法不包括
    A. 认知功能训练
    B. 精细功能训练
    C. 日常生活能力训练
    D. 保持正常姿势训练
    E. 神经肌肉本体感觉促进法

30. 下列有关传染病中医治法的叙述,不属于和解法的是
    A. 和解少阳
    B. 分消走泄
    C. 开达膜原
    D. 清肺润燥
    E. 和解截疟

31. 熟悉传染病的潜伏期,是为了
    A. 确定诊断
    B. 确定检疫期
    C. 预测流行趋势
    D. 追踪传染来源
    E. 有助于指导治疗

32. 下列免疫制剂不属于主动免疫制剂的是
    A. 菌苗
    B. 灭活死疫苗
    C. 减毒活疫苗

D. 类毒素
E. 抗毒素

33. 流脑典型脑脊液外观是
   A. 稍混浊
   B. 毛玻璃样
   C. 绿色脓样
   D. 米汤样
   E. 血水样

34. 下列有关HIV的描述,不正确的是
   A. 为RNA病毒
   B. 有包膜
   C. 有两个抗原型(HIV-Ⅰ和HIV-Ⅱ)
   D. 对紫外线敏感
   E. 为人类免疫缺陷病毒

35. 痢疾杆菌的主要致病机制是
   A. 侵入的细菌数量
   B. 外毒素
   C. 神经毒素
   D. 侵袭力和内毒素
   E. 肠毒素

36. 最早提出遗忘曲线及其规律的心理学家是
   A. 巴甫洛夫
   B. 艾宾浩斯
   C. 斯金纳
   D. 冯特
   E. 马斯洛

37. 冠心病患者中有一种特征性的行为模式被称为
   A. A型行为类型
   B. B型行为类型
   C. C型行为类型
   D. D型行为类型
   E. E型行为类型

38. 心理障碍是对不同种类的和异常的统称
   A. 智力、认知、情绪
   B. 智力、情绪、行为
   C. 认知、情绪、适应能力
   D. 情绪、行为、社会关系
   E. 心理、情绪、行为

39. 最能反映医患关系性质的表述是一种
   A. 陌生人关系
   B. 信托关系
   C. 主动-被动关系
   D. 类似父子的关系
   E. 商品关系

40. 杏林佳话歌颂的是
   A. 孙思邈
   B. 李时珍
   C. 张仲景
   D. 董奉
   E. 陈实功

41. 下列不能体现医患之间契约关系的做法是
   A. 患者挂号看病
   B. 医生可向患者作应有的承诺
   C. 先收费然后给予检查处理
   D. 先签手术协议然后实施手术
   E. 患者送红包时保证不给医生宣扬

42. 体现医师克己美德的做法是
   A. 风险大的治疗尽量推给别人
   B. 点名手术无论大小能做多少就做多少
   C. 只要是对患者有利的要求有求必应
   D. 只要是患者的要求就有求必应
   E. 对患者有利而又无损自我利益的才去做

43. 人们使用过的人体实验类型不包括
   A. 志愿实验
   B. 自体实验
   C. 安慰实验
   D. 欺骗实验
   E. 强迫实验

44. 下列医患关系中,属于非技术关系的是
   A. 医务人员为患者实施手术
   B. 医务人员在急诊室抢救昏迷患者
   C. 医务人员对患者的同情和尊重
   D. 医务人员以精湛医术为患者服务
   E. 医务人员向患者解释病情

45. 卫生法中民事责任的主要特征是
   A. 警告
   B. 罚款
   C. 记过
   D. 降级
   E. 赔偿

46. 计划生育技术服务机构中的医师资格取得及管理执行
   A.《中华人民共和国人口与计划生育法》
   B.《中华人民共和国妇幼保健法》
   C.《中华人民共和国执业医师法》
   D.《计划生育技术服务管理条例》
   E.《中华人民共和国婚姻法》

47. 发现甲类传染病患者、传染性非典型性肺炎的患者或疑似患者,在农村的责任报告单位法定报告时限为
   A. 6 小时之内进行报告
   B. 7 小时后即可报告
   C. 8 小时后即可报告
   D. 10 小时后即可报告
   E. 12 小时后即可报告

48. 医师甲经执业医师注册,在某医疗机构执业。一年后,该医师受聘到另一预防机构执业,对其改变执业地点和类别的行为
   A. 预防机构允许即可
   B. 无须经过准予注册的卫生行政部门办理变更注册手续
   C. 应到准予注册的卫生行政部门办理变更注册手续
   D. 任何组织和个人无权干涉
   E. 只要其医术高明,就不受限制

49. 中药的研制生产、经营、使用和监督管理依照
   A.《中华人民共和国中医药条例》
   B.《中华人民共和国药品管理法》
   C.《中药品种保护条例》
   D.《麻醉药品管理办法》
   E.《医疗用毒性药品管理办法》

50.《医疗机构从业人员行为规范》适用于那些人员
   A. 医疗机构的医生、护士、药剂、医技人员
   B. 医疗机构的医护及后勤人员
   C. 医疗机构的管理、财务、后勤等人员
   D. 药学技术人员
   E. 医疗机构内所有从业人员

二、B1 型题

答题说明

以下提供若干组考题,每组考题共用在考题前列出的 A、B、C、D、E 五个备选答案。请从中选择一个与问题关系最密切的答案。某个备选答案可能被选择一次、多次或不被选择。

(51~52 题共用备选答案)
   A. 食滞胃肠
   B. 脾肾虚衰
   C. 肝郁脾虚
   D. 肠道湿热
   E. 脾虚气陷

51. 肛门气坠者多属于
52. 大便失禁者多属于

(53~54 题共用备选答案)

A. 外感表证
B. 内热证
C. 血络闭郁
D. 各种痛证
E. 脾虚疳积

53. 指纹紫红者证属
54. 指纹紫黑者证属

（55~56题共用备选答案）
A. 谵语
B. 郑声
C. 独语
D. 错语
E. 太息

55. 神识不清,语言重复,时断时续,语音低弱,为
56. 神识不清,语无伦次,声高有力,为

（57~58题共用备选答案）
A. 涩脉
B. 弦脉
C. 伏脉
D. 紧脉
E. 革脉

57. 主病邪闭、厥证或痛极的脉象是
58. 主病气滞血瘀、痰食内停、伤精血少的脉象是

（59~60题共用备选答案）
A. 脉位的浮沉
B. 脉力的大小
C. 脉形的长短
D. 脉率的快慢
E. 脉律的齐否

59. 动脉与长脉的主要不同点,在于
60. 濡脉与弱脉的主要不同点,在于

（61~62题共用备选答案）
A. 痛如针刺,舌紫脉涩
B. 心胸闷痛,体胖痰多
C. 痛势剧烈,得温痛缓
D. 疼痛而胀,因郁而作
E. 畏寒肢冷,面色晦暗

61. 寒凝心脉的特征表现为
62. 瘀阻心脉的特征表现为

（63~64题共用备选答案）
A. 食滞胃肠证
B. 肠道湿热证
C. 肠燥津亏证
D. 肠热腑实证
E. 寒滞胃肠证

63. 以腹痛暴泻,下痢脓血,大便黄稠臭秽为主要表现的证候是
64. 以脘腹痞胀疼痛,呕吐酸溲腐臭食物为主要表现的证候是

（65~66题共用备选答案）
A. 津亏证
B. 津脱证
C. 血燥证
D. 湿阻证
E. 痰饮证

65. 因饮食不洁,上吐下泻,经禁食后缓解,见双目凹陷,脉虚缓,辨证为
66. 胸部憋闷不舒,头晕身重,舌淡胖有齿痕,苔腻,辨证为

（67~68题共用备选答案）
A. 直中
B. 越经传
C. 表里传
D. 合病
E. 循经传

67. 伤寒隔一经或两经以上相传者,称为
68. 伤寒初起不从阳经传入,而病邪直入三阴者,称为

（69~70题共用备选答案）
A. 右上腹疼痛向右肩背部放射

B. 侧腹痛向腹内侧及会阴部放射
C. 上腹部规律性疼痛向后背部放射
D. 上腹部疼痛向腰骶部放射
E. 腹痛伴有呼吸困难、胸闷胸痛
69. 消化性溃疡的腹痛特点是
70. 输尿管结石的腹痛特点是

(71~72题共用备选答案)
A. 呼吸音减弱
B. 呼吸音消失
C. 呼吸音增强
D. 呼吸音延长
E. 呼吸音正常
71. 贫血患者的呼吸音特点是
72. 胸壁肥厚的呼吸音特点是

(73~74题共用备选答案)
A. 双侧瞳孔散大
B. 双侧瞳孔缩小
C. 双侧瞳孔等大等圆
D. 双侧瞳孔大小不等
E. 瞳孔形状不规则
73. 脑出血颅内高压时可见
74. 吗啡中毒可见

(75~76题共用备选答案)
A. ALT明显升高
B. 血氨明显升高
C. γ-GT明显升高
D. MAO明显升高
E. ALP明显升高
75. 急性肝炎实验室检查可见
76. 阻塞性黄疸实验室检查可见

(77~78题共用备选答案)
A. 面色潮红,兴奋不安,口唇干燥
B. 表情淡漠,反应迟钝,呈无欲状态
C. 面色苍白,颜面浮肿
D. 眼裂增大,眼球突出,目光闪烁,惊恐貌
E. 面色晦暗,双颊紫红,口唇发绀

77. 二尖瓣面容的特点是
78. 甲亢面容的特点是

(79~80题共用备选答案)
A. 肺部叩诊呈过清音
B. 肺部叩诊呈鼓音
C. 肺部叩诊呈实音
D. 肺部叩诊呈清音
E. 肺部叩诊呈浊音
79. 气胸
80. 肺气肿

(81~82题共用备选答案)
A. 淡红色尿
B. 淡黄色尿
C. 深黄色尿
D. 酱油样尿
E. 乳白色尿
81. 急性溶血时可出现
82. 丝虫病患者可出现

(83~84题共用备选答案)
A. 脓血便
B. 鲜血便
C. 柏油样便
D. 白陶土样便
E. 稀糊状便
83. 痢疾可见
84. 阻塞性黄疸可见

(85~86题共用备选答案)
A. P波
B. PR间期
C. QRS波群
D. T波
E. QT间期
85. 左右心室除极形成的是
86. 左右心房除极形成的是

(87~88题共用备选答案)

A. 20 分
B. 15 分
C. 10 分
D. 5 分
E. 0 分

87. 患者能借助手杖上下一层楼,该患者用 Barthel 指数评估,上下楼梯项评分为多少分

88. 患者独立进厕所,自己穿脱裤子,便后自己使用卫生纸,该患者用 Barthel 指数评估,进出厕所项评分为多少分

(89～90 题共用备选答案)
A. 微小 RNA 病毒
B. 嗜肝 DNA 病毒
C. 黄病毒
D. 杯状病毒
E. 缺陷病毒

89. 乙肝病毒
90. 丙肝病毒

(91～92 题共用备选答案)
A. 相对缓脉
B. 眼红、腿痛、淋巴结肿大
C. 休克、惊厥、呼吸衰竭
D. 发热、出血、肾损害
E. 发热、剧烈头痛、皮肤瘀斑

91. 流行性脑脊髓膜炎临床表现为
92. 肾综合征出血热临床表现为

(93～94 题共用备选答案)
A. 志贺菌属
B. 奈瑟菌属
C. 沙门菌属
D. 埃希菌属
E. 弧菌属

93. 脑膜炎球菌属于
94. 痢疾杆菌属于

(95～96 题共用备选答案)
A. 焦虑性神经症
B. 人格障碍
C. 恐惧性神经症
D. 神经衰弱
E. 癔症

95. 主要表现为转化反应和分离反应两种形式,出现心理障碍导致的生理功能丧失或人格几部分之间的分裂,这是

96. 患者常常抱怨心情紧张,精神容易疲劳,爱发脾气,睡眠差,这是

(97～98 题共用备选答案)
A. 头痛医头,脚痛医脚
B. 护士发现医嘱中有问题,及时向大夫提出,大夫并未虚心接受,反而怨其多事
C. 主治医师发现上级医师诊疗有误,不但未加指出反而为其遮掩
D. 患者反映某医师开 CT 检查单而分得"开单费"
E. 医生收取患者的酬礼

97. 上述医师的做法或说法中,不符合诊疗中"患者健康利益第一"原则的是

98. 上述医师的做法或说法中,不符合诊疗中"患者身心统一"原则的是

(99～100 题共用备选答案)
A. 处理医疗事故工作
B. 首次医疗事故技术鉴定工作
C. 再次医疗事故技术鉴定工作
D. 申请再次鉴定
E. 医疗事故赔偿

99. 省级地方医学会负责组织
100. 县(市)、区级地方医学会负责组织

一、A2 型题

答题说明
以下每一道考题下面有 A、B、C、D、E 五个备选答案。请从中选择一个最佳答案。

1. 患者身热较著,微恶风,汗泄不畅,头胀痛,面赤,咳嗽,痰黏,咽燥,鼻塞,流黄浊涕,口干欲饮,舌苔薄白微黄,舌边尖红,脉浮数。其诊断是
   A. 肺痈(初起)
   B. 感冒(风热证)
   C. 感冒(风寒证)
   D. 咳嗽(风热犯肺)
   E. 咳嗽(风寒袭肺)

2. 患者咳嗽声重,气急,咽痒,咳痰稀薄色白,伴鼻塞,流清涕,头痛,肢体酸楚,舌苔薄白,脉浮。其诊断是
   A. 外感咳嗽
   B. 内伤咳嗽
   C. 哮病
   D. 感冒
   E. 肺胀

3. 患者,女,69 岁。喘咳多年,此次发病见面浮肢肿,腹部胀满有水,心悸,咯痰清稀,脘痞纳少,尿少,怕冷,苔白滑,脉沉细。治宜选用
   A. 实脾饮
   B. 三仁汤
   C. 真武汤
   D. 泽泻汤
   E. 苓桂术甘汤

4. 患者,女,50 岁。患风湿性关节炎多年,现心悸不安,心痛时作,胸闷不舒,舌紫暗,苔白,脉涩。治宜选用
   A. 参附汤
   B. 桃仁红花煎
   C. 通窍活血汤
   D. 朱砂安神丸
   E. 桃红四物汤

5. 患者,男,71 岁。过劳后诱发左侧胸部剧烈疼痛 3 小时,疼痛向左肩放射,伴头晕,乏力,心慌,气短,大汗出,四肢厥冷,舌淡紫,苔白腻,脉沉细弦。其治法是
   A. 宣通胸阳,散寒化浊
   B. 益气温阳,活血通络
   C. 通阳泄浊,豁痰开结
   D. 益气养阴,活血化瘀
   E. 补益心气,活血化瘀

6. 患者小便频数,混浊如膏,面容憔悴,耳轮干枯,腰膝酸软,四肢欠温,畏寒肢冷,舌苔淡白而干,脉沉细无力。其证候是
   A. 胃热炽盛
   B. 气阴亏虚
   C. 肾阴亏虚
   D. 肺热津伤
   E. 阴阳两虚

7. 患者,女,42 岁。体胖,素喜肥甘,今诉眩晕欲倒,头重如裹,闭目平卧稍舒,恶心欲吐,胸闷,食欲不佳,嗜卧多寐,苔白腻,脉濡滑。治宜选用
   A. 半夏白术天麻汤
   B. 天麻钩藤饮
   C. 二陈汤
   D. 清气化痰丸
   E. 归脾汤

8. 患者头痛如裹,肢体困重,胸闷纳呆,大便或溏,苔白腻,脉濡。治宜选用
   A. 藿香正气散

B. 平胃散

C. 羌活胜湿汤

D. 二陈汤

E. 三仁汤

B. 六磨汤

C. 润肠丸

D. 黄芪汤

E. 济川煎

9. 患者,男,20岁。2天前因受凉后感头身酸痛、恶寒、发热、咽痛,旋即出现颜面及双下肢浮肿,尿少色黄赤,腰痛,咽喉红肿疼痛,舌暗红、苔薄黄,脉浮滑数。辨证为
   A. 风热证
   B. 风水相搏
   C. 水湿浸渍
   D. 湿热壅盛
   E. 痰热壅肺

10. 患者,男,49岁。初起恶风发热,周身不适,继则出现肢体关节、肌肉疼痛酸楚,屈伸不利,疼痛无定处,舌苔薄白,脉浮。治宜选用
    A. 桂枝芍药知母汤
    B. 乌头汤
    C. 防风汤
    D. 薏苡仁汤
    E. 白虎加桂枝汤

11. 患者,男,74岁。素体丰肥,时作眩晕、肢麻。今晨醒后突然发现眼角及右侧嘴角歪斜,口角流涎,语言謇涩,右侧半身不遂,但神志清楚,苔薄白,脉弦滑。诊断为
    A. 中风(中经络,气虚血瘀证)
    B. 中风(中脏腑,痰浊内闭证)
    C. 痹证(风寒湿痹)
    D. 中风(中经络,风痰入络证)
    E. 眩晕(肝阳上亢证)

12. 患者虽有便意,临厕努挣乏力,挣则汗出短气,便后乏力,大便并不干硬,面色㿠白,神疲气怯,舌淡苔薄,脉虚。治宜选用
    A. 麻子仁丸

13. 患者,男,34岁。既往体健,突发寒战,高热39～40℃,咳嗽,胸痛,咳黏液脓痰,次日症状加重,气促,烦躁,神志模糊,四肢厥冷,出汗,指端发绀,呼吸35次/分,心率120次/分,血压80/50mmHg。最可能的诊断是
    A. 肺梗死
    B. 自发性气胸
    C. 重症肺炎
    D. 胸膜炎
    E. 真菌性肺炎

14. 患者,男,38岁。间歇性上腹痛2年,受凉后加重,嗳气,近2天疼痛加重,突然呕血500mL,继而排黑便200mL,出血后腹痛缓解。最可能的出血原因是
    A. 急性胃黏膜病变
    B. 胃癌
    C. 慢性胃炎
    D. 消化性溃疡
    E. 食管静脉曲张破裂

15. 患者,女,35岁。发热伴肉眼血尿,尿频、尿急及腰痛3天,双眼睑稍水肿。查体:心肺未见异常,腹软,右肾区叩痛(+)。尿常规:比重1.018,蛋白(+),RBC(++),WBC(+++),颗粒管型及白细胞管型(+)。为明确诊断,应首选的检查是
    A. 查血白细胞总数及分类
    B. 泌尿系B超检查
    C. 腹部平片
    D. 泌尿系CT扫描
    E. 中段尿培养及菌落计数

16. 患者,男,40岁。面部及双下肢间断水肿13年。BP 150/90mmHg,尿蛋白(++),RBC 4~6/HP,颗粒管型1~2/HP,BUN 11mmol/L。最可能的诊断是
   A. 慢性肾小球肾炎
   B. 慢性肾盂肾炎
   C. 慢性肾功能衰竭
   D. 肾病综合征
   E. 隐匿性肾炎

17. 患者,男,48岁。身高174cm,体重80kg,既往身体健康。1周前体检发现空腹血糖8.2mmol/L,餐后2小时血糖11.8mmol/L。目前最恰当的治疗是
   A. 胰岛素治疗
   B. 优降糖治疗
   C. 二甲双胍治疗
   D. 饮食疗法
   E. 运动疗法

18. 患者,男,50岁。慢性支气管炎病史5年,近2~3个月咳嗽加重,痰中持续带血,伴胸闷,气急,胸痛。X线示肺门阴影增大。应首先考虑的是
   A. 慢性支气管炎
   B. 原发性支气管肺癌
   C. 肺炎
   D. 肺结核
   E. 肺脓肿

19. 患者,男,43岁。近2个月右上腹痛,向右肩发散。查体:消瘦,肝脾未触及,白细胞$6.5×10^9$/L,空腹血糖2.8mmol/L,X线透视右膈高位。首先考虑的诊断是
   A. 肝结核
   B. 阿米巴肝脓肿
   C. 肝硬化
   D. 原发性肝癌
   E. 慢性胆囊炎

20. 患者,男,68岁。持续胸痛2小时,既往体健。查体:BP 110/65mmHg,双肺呼吸音清,心率94次/分,心音低钝,$A_2>P_2$,心电图:V_1~V_6导联ST段弓背向上抬高0.3~0.5mV,Ⅱ、Ⅲ和aVF导联ST段水平压低0.3~0.5mV。实验室检查:血清肌钙蛋白Ⅰ水平正常。最可能的诊断是
   A. 真心痛
   B. 昏迷
   C. 厥脱
   D. 猝死
   E. 心衰

21. 患者,女,36岁。患风心病10年,近来心悸、胸闷痛、气短、下肢水肿、尿少。数分钟前突然晕倒,意识丧失,皮肤苍白,唇发绀,大动脉搏动摸不到,呼吸停止。其原因是
   A. 脑栓塞
   B. 急性左心衰竭
   C. 癫痫大发作
   D. 心脏性猝死
   E. 急性右心衰竭

22. 患者,女,25岁。产后乳房肿块疼痛,排乳不畅,皮色正常,局部发热,压痛,无应指感,伴发热恶寒。内治应首选
   A. 瓜蒌牛蒡汤
   B. 牛蒡解肌汤
   C. 黄连解毒汤
   D. 柴胡清肝汤
   E. 五味消毒饮

23. 患者,男,78岁。患背部有头疽月余,局部疮形平塌,根盘散漫,疮色紫滞,溃后脓水稀少,伴有唇燥口干,便艰溲短,舌质红,脉细数。内治应首选
   A. 仙方活命饮
   B. 竹叶黄芪汤
   C. 托里消毒散

D. 知柏地黄汤

E. 清骨散

24. 患者,男,70岁。进行性排尿困难2年。症见精神不振,面色㿠白,畏寒喜暖,腰膝酸冷,夜尿3~4次/日,舌苔薄白,脉沉细。其证候是

A. 湿热下注,膀胱涩滞

B. 中气下陷,膀胱失约

C. 肾阴不足,水液不利

D. 肾阳不足,气化无权

E. 下焦蓄血,瘀阻膀胱

25. 患者,男,30岁。便干,便后出血并疼痛1周。查体:肛门外观可见截石位6点有一梭形裂口通向肛内,创面不深,边缘整齐。其诊断是

A. 内痔

B. 外痔

C. 肛窦炎

D. 早期肛裂

E. 陈旧性肛裂

26. 患者,男,18岁。左下肢被沸水烫伤,局部疼痛剧烈,遍布水疱,有部分破裂。可见基底部呈均匀红色。烧烫伤的深度是

A. 轻度

B. Ⅰ度

C. 浅Ⅱ度

D. 深Ⅱ度

E. Ⅲ度

27. 患者,女,16岁。近4个月来月经提前10多天,量多色紫红,质稠有块,头晕面赤,小溲黄赤,舌红苔薄黄,脉滑数。治疗应首选

A. 保阴煎

B. 清经散

C. 丹栀逍遥散

D. 清热固经汤

E. 两地汤

28. 患者,女,27岁。孕2月,阴道出血,量少,色深红,质稠,心烦失眠,口渴饮冷,溲黄便结。医辨证为

A. 血热

B. 血虚

C. 气虚

D. 肾虚

E. 脾虚

29. 患者,女,24岁。产后25天,恶露不止,量较多,色淡红,质稀,无臭味,小腹空坠,神疲懒言,面白,舌淡,脉缓弱。治疗应首选

A. 胶艾汤

B. 补中益气汤

C. 生化汤

D. 归脾丸

E. 举元煎

30. 患者,女,34岁。4年前因患子宫肌瘤自然流产1次,现妊娠43天,阴道不时少量下血,腰酸,胎动下坠,口干不欲饮,舌暗红,脉沉弦。其证候是

A. 跌仆伤胎

B. 气虚

C. 肾虚

D. 血虚

E. 癥瘕伤胎

31. 患者,女,48岁。平素白带量多,终日不断。质稀清冷,腰膝酸冷,小腹发凉,小便清长,夜尿频多,舌淡苔薄白,脉沉迟。治疗应首选

A. 完带汤

B. 金匮肾气丸

C. 内补丸

D. 止带方

E. 易黄汤

32. 患儿,男,12岁。反复喘促5年余。症见咳嗽痰多,喘促胸满,动则喘甚,畏寒肢冷,面色欠华,神疲纳少,舌淡苔白,脉弱。其治法是
   A. 温肺散寒,化痰定喘
   B. 清肺涤痰,止咳平喘
   C. 健脾益气,补肺固表
   D. 泻肺补肾,标本兼顾
   E. 健脾温肾,同摄纳气

33. 患儿女,8岁。咳嗽气促,喉间有哮鸣声,咳痰清稀色白,呈泡沫状,形寒无汗,面色晦滞带青,四肢不温,口中不渴,舌苔白腻,脉浮滑。治疗应首选
   A. 人参五味子汤合玉屏风散
   B. 都气丸合射干麻黄汤
   C. 麻杏石甘汤合苏葶丸
   D. 大青龙汤
   E. 小青龙汤合三子养亲汤

34. 患儿,男,7岁。口干多饮而不喜进食,皮肤干燥,缺乏润泽,大便多干结,舌苔多见光剥,舌质偏红,脉细。治疗应首选
   A. 异功散
   B. 参苓白术散
   C. 保和丸
   D. 养胃增液汤
   E. 沙参麦冬汤

35. 患儿,女,6岁。1年前因反复感冒出现浮肿及尿检异常,经治疗浮肿消退,尿检仍未恢复正常。现症见面白少华,倦怠乏力,易出汗及感冒,舌质淡,苔薄白,脉缓弱。诊断为肾病综合征,其证候是
   A. 风水相搏
   B. 气阴两虚
   C. 肺脾气虚
   D. 脾肾阳虚
   E. 肝肾阴虚

36. 患儿,女,5岁。麻疹第5天,壮热持续,起伏如潮,烦躁不安,目赤眵多,皮疹布发,疹点逐渐稠密,皮疹凸起,触之碍手,压之退色,大便干结,小便短少,舌质红赤,舌苔黄腻,脉数有力。其证候是
   A. 邪犯肺卫
   B. 邪入肺胃
   C. 邪毒攻喉
   D. 邪毒闭肺
   E. 阴津耗伤

37. 患者,女,26岁。昨日起突发头痛,以巅顶部为重,伴恶寒发热,食欲不振,舌淡,苔白,脉浮。针灸治疗应选
   A. 上星、头维、合谷、阿是穴
   B. 率谷、太阳、侠溪、阿是穴
   C. 后顶、天柱、昆仑、阿是穴
   D. 百会、通天、行间、阿是穴
   E. 外关、合谷、前顶、四神聪

38. 患者,男,28岁。平素头痛头晕。突发昏厥,神志不清,四肢抽搐,体温正常,经针刺合谷、内关穴后仍神志不清。治宜选用下列何穴
   A. 涌泉
   B. 然谷
   C. 太溪
   D. 复溜
   E. 阴谷

39. 患者,男,49岁。失眠日久,头晕耳鸣,腰膝酸软,五心烦热,遗精盗汗,舌质红,脉细数。针灸治疗除取主穴外,应配
   A. 心俞、脾俞、厥阴俞
   B. 心俞、肾俞、太溪
   C. 心俞、胆俞、丘墟
   D. 心俞、肝俞、太冲
   E. 心俞、胃俞、足三里

40. 患者,女,40岁。呕吐痰涎,伴头晕、胸痞、心悸,舌苔白,脉滑。治疗除取主穴外,还应加
   A. 列缺、尺泽
   B. 膻中、丰隆
   C. 曲池、外关
   D. 风池、尺泽
   E. 列缺、合谷

41. 患者,女,23岁。痛经9年,经行不畅,小腹胀痛,拒按,经色紫红,夹有血块,血块下后痛即缓解,脉沉涩。治疗应首选
   A. 足三里、太冲、三阴交
   B. 中极、次髎、地机
   C. 合谷、三阴交
   D. 曲池、内庭
   E. 合谷、归来

42. 患者,女,63岁。长期咽喉不适感,隐痛,咽喉稍肿,色暗红,舌淡红,苔薄白,脉沉细。针灸治疗可取
   A. 少商、合谷、尺泽、关冲
   B. 少商、合谷、列缺、外关
   C. 太溪、照海、鱼际、三阴交
   D. 太渊、丰隆、列缺、合谷
   E. 中府、列缺、天突、合谷

43. 患者,女,56岁。白睛溢血,血色鲜红,反复发作,头晕耳鸣,颧红口干,心烦少寐,舌红少苔,脉细数。其辨证是
   A. 阴虚火旺
   B. 热客肺经
   C. 血热逆行
   D. 风热客睑
   E. 热毒壅盛

44. 患者,女,35岁。视近清楚,视远模糊,眼底见视网膜呈豹纹状改变,体疲乏力,舌质淡,苔薄白,脉细弱。治疗应首选
   A. 驻景丸
   B. 参苓白术散
   C. 四物汤
   D. 当归补血汤
   E. 定志丸

45. 患者突起耳鸣,昼夜不停,听力下降,伴鼻塞、流涕、咳嗽、头痛、发热恶寒,舌红,苔薄黄,脉浮数。其辨证是
   A. 风热侵袭
   B. 肝火上扰
   C. 痰火郁结
   D. 气滞血瘀
   E. 肾精亏损

46. 患者鼻塞时轻时重,鼻涕色黄量少,鼻气灼热,舌尖红,苔薄黄,脉数。检查见鼻黏膜充血,下鼻甲肿胀,表面光滑、柔软有弹性。治疗应首选
   A. 参苏饮
   B. 苍耳子散
   C. 补中益气汤
   D. 温肺止流丹
   E. 黄芩汤

47. 患儿,女,3岁。1个小时前被牵拉右前臂后哭闹不安,不肯用右手持物。查体:右前臂处于半屈旋前位,右肘部轻度压痛,无明显肿胀。X线检查未见明显异常。最可能的诊断是
   A. 桡骨头半脱位
   B. 桡神经损伤
   C. 肘关节脱位
   D. 正中神经损伤
   E. 尺神经损伤

48. 患者,男,65岁。因右上肢放射痛伴手指麻木,动作不灵活2年就诊。查体:颈肩部压痛,神经牵拉试验及压头试验阳性,右上

肢桡侧皮肤感觉减退,握力减弱,肌张力减低。最可能的诊断是
A. 交感神经型颈椎病
B. 脊髓型颈椎病
C. 椎动脉型颈椎病
D. 神经根型颈椎病
E. 混合型颈椎病

B. 腰椎肿瘤
C. 腰椎管狭窄症
D. 强直性脊柱炎
E. 腰扭伤

49. 患者,男,41岁。2周前搬重物时出现腰部疼痛,排便时加重,并向左下肢放射,逐渐出现左小腿皮肤感觉减退。查体:腰部活动受限,左侧支腿抬高40°出现左下肢放射性疼痛,腰椎X线片未见异常。最可能的诊断是
A. 腰椎间盘突出症

50. 患者,女,50岁。左肩部疼痛,不能梳头。查体:左肩三角肌萎缩,肩关节外展、外旋、后伸明显受限。X线片未见骨质疏松,肩峰下钙化。诊断为
A. 肩周炎
B. 肩关节结核
C. 肩关节肿瘤
D. 肱骨外上髁炎
E. 风湿性关节炎

二、A3/A4型题

答题说明

以下提供若干个案例,每个案例下设若干考题。请根据各考题题干所提供的信息,在每题下面的A、B、C、D、E五个备选答案中选择一个最佳答案。

(51~56题共用题干)

患者,男,78岁。喘促日久,动则喘甚,呼多吸少,气不得续,形瘦神疲,跗肿,汗出肢冷,面青唇紫,舌淡苔白,脉沉弱。

51. 此时根据患者上述临床表现,按照中医辨证理论,下列最符合患者的病情的方剂是
A. 六味地黄丸加减
B. 左归丸加减
C. 右归丸加减
D. 金匮肾气丸加减
E. 十全大补丸加减

52. 若见中气上逆,脐下筑动,气从小腹上奔,可加
A. 桂枝、虫草
B. 肉桂、附子
C. 沉香、磁石
D. 黄芪、白术
E. 胡桃肉、肉桂

53. 若见喘息面红,咽干烦躁,足冷,汗出如油等症,可加
A. 龙骨、牡蛎
B. 磁石
C. 紫石英
D. 紫河车
E. 人参

54. 若兼见痰浊蕴肺,喘咳痰多,气急,胸闷,苔腻之上实下虚证,可用
A. 二陈汤
B. 定喘汤
C. 苏子降气汤
D. 小青龙汤
E. 三子养亲汤

55. 若为阳虚水泛,上凌心肺之证,可用
A. 真武汤
B. 桂枝龙牡汤
C. 参附汤

D. 大补元煎
E. 金匮肾气丸

56. 若出现喘逆剧甚至端坐不能平卧,汗出如珠,脉大无根等肺气欲竭,心肾阳衰的喘脱危象,可用参附汤送服黑锡丹合
   A. 紫河车粉
   B. 沉香粉
   C. 肉桂粉
   D. 西洋参粉
   E. 蛤蚧粉

(57~59题共用题干)

患者,男,61岁。有急性广泛前壁心肌梗死病史。近日心悸不安,胸闷气短,四肢发凉,面色苍白,舌淡苔白,脉象沉弱。

57. 其治法是
   A. 温阳行水,健脾补肾
   B. 补血养心,养心安神
   C. 滋阴补肾,利水消肿
   D. 温补心阳,安神定悸
   E. 健脾益气,利水消肿

58. 假设患者迁延失治,而症见心悸目眩,形寒肢冷,脘痞纳呆,渴不欲饮,小便短少,舌淡苔水滑,脉弦滑,治疗宜选
   A. 桃红四物汤加味
   B. 桂枝甘草龙骨牡蛎汤加味
   C. 炙甘草汤加减
   D. 归脾汤加减
   E. 苓桂术甘汤加减

59. 若病情未及正治,进一步加重出现心悸喘咳,不能平卧,小便不利,下肢浮肿,畏寒肢冷,舌淡苔水滑,脉弦滑,此为
   A. 心脾两虚,血不养心
   B. 肾阳虚衰不能制水,水气凌心
   C. 脾气虚弱,健运失司
   D. 肺气不足,通调水道失司
   E. 心阳不足,心失温养

(60~62题共用题干)

患者,男,68岁。因胸闷痛反复发作2年。近日加重,现胸闷如窒,头晕沉如裹,咳白痰,气短喘促,肢体沉重,苔腻,脉沉滑。

60. 其辨证为
   A. 心脾两虚
   B. 气滞血瘀
   C. 痰浊壅塞
   D. 痰热中阻
   E. 阴寒凝滞

61. 其治法为
   A. 理气止痛,清热化痰
   B. 理气活血,通络止痛
   C. 通阳泄浊,豁痰开结
   D. 辛温通阳,开痹散寒
   E. 补益心脾,通阳止痛

62. 治疗应首选
   A. 瓜蒌薤白半夏汤
   B. 归脾汤
   C. 枳实薤白桂枝汤
   D. 丹参饮
   E. 小陷胸汤

(63~66题共用题干)

患者,女,42岁。右胁疼痛反复发作近1年,加重2个月。1年前因工作原因与同事吵架后出现右胁胀痛,且逐渐加重,喜太息,不思饮食,经查肝功能及胃肠均未见异常,口服中药治疗后症状缓解,后疼痛反复发作。2个月前出现针刺样疼痛,时轻时重。现右胁刺痛难忍,有时引及右背,拒按,面部有淡黑色斑块沉着。饮食一般,二便正常,无发热,时有太息,舌质紫暗,苔薄白,脉沉细涩。

63. 诊断为
   A. 胁痛
   B. 鼓胀
   C. 积聚
   D. 腹痛
   E. 胸痹

64. 辨证为
   A. 肝气郁结
   B. 瘀血停着
   C. 肝胆湿热
   D. 肝络失养
   E. 肝气郁结,瘀血停着

65. 治法为
   A. 疏肝理气
   B. 清热利湿
   C. 祛瘀通络
   D. 理气活血
   E. 滋阴柔肝

66. 若胁下有癥块,正气未衰,可服用
   A. 血府逐瘀汤
   B. 桃仁红花煎
   C. 旋覆花汤
   D. 鳖甲煎丸
   E. 补阳还五汤

(67~70题共用题干)
患者,男,50岁。小便浑浊6个月。淋出如脂,反复发作,涩痛较轻,腰膝酸软,舌淡苔白,脉弱。

67. 诊断是
   A. 膏淋之实证
   B. 膏淋之虚证
   C. 腰痛
   D. 癃闭
   E. 虚劳

68. 治法是
   A. 补虚固涩
   B. 清热利湿,分清泄浊
   C. 健脾益肾
   D. 补中益气
   E. 温补肾阳

69. 治疗应首选
   A. 无比山药丸
   B. 程氏萆薢分清饮
   C. 膏淋汤
   D. 补中益气汤
   E. 济生肾气丸

70. 若脾虚中气下陷,劳累后加重,气短乏力,可合用
   A. 膏淋汤
   B. 程氏萆薢分清饮
   C. 无比山药丸
   D. 补中益气汤
   E. 济生肾气丸

(71~73题共用题干)
患者,女,48岁。近1个月感口渴,饮水量增至每天2000mL。身高156cm,体重71kg。空腹血糖10.0mmol/L,餐后血糖14.0mmol/L。系初次发现血糖高,过去无糖尿病史。

71. 给患者的治疗建议是
   A. 饮食及运动治疗
   B. 双胍类降血糖药
   C. 磺脲类降血糖药
   D. α-葡萄糖苷酶抑制剂
   E. 胰岛素

72. 按以上建议治疗3个月后空腹血糖8.5mmol/L,餐后血糖12.5mmol/L。进一步治疗建议使用
   A. 氯磺丙脲
   B. 格列齐特
   C. 二甲双胍
   D. 阿卡波糖
   E. 正规胰岛素

73. 若4年后该患者被发现有浸润型肺结核,降血糖治疗宜
   A. 原降血糖药增加剂量
   B. 改用降血糖作用更强的口服降血糖药
   C. 增加一种口服降血糖药
   D. 双胍类、磺脲类、α-葡萄糖苷酶抑制剂联合使用
   E. 胰岛素治疗

(74～76共用题干)

患者,女,55岁。高血压10年,不规则服药,某日晨突发头痛,意识不清,30分钟后送到医院。查体:昏迷,血压210/120mmHg,双眼向右侧凝视,左足外旋位。

74. 最可能的诊断处
   A. 晕厥
   B. 脑出血
   C. 脑血栓形成
   D. 蛛网膜下脑出血
   E. 心肌梗死

75. 最可能的病变部位是
   A. 右侧脑干
   B. 右侧半球表面
   C. 右侧半球深部
   D. 左侧半球表面
   E. 左侧半球深部

76. 对明确诊断最有价值的检查是
   A. 腰穿检查
   B. 脑电图检查
   C. 脑超声检查
   D. 头颅CT检查
   E. 开颅探查

(77～78题共用题干)

患者,男,55岁。刺激性咳嗽,痰中带血2周,胸片示左肺门增大。

77. 最可能的诊断是
   A. 肺癌
   B. 肺结核
   C. 肺良性肿瘤
   D. 转移癌
   E. 支气管扩张

78. 进一步需作
   A. 纵隔镜活检
   B. 结核菌素试验
   C. 支气管镜检查
   D. 晨痰培养加药敏试验
   E. 放射核素检查

(79～80题共用题干)

患者,女,45岁。因欲自杀服有机磷农药,被发现后,急送医院。查体:昏迷状态、呼吸困难、皮肤湿冷、双瞳孔如针尖大小。

79. 该患入院给予洗胃,最好选用哪种洗胃液
   A. 1:5000高锰酸钾液
   B. 硫酸酮溶液
   C. $NaHCO_3$水
   D. 生理盐水
   E. 清水

80. 在治疗本病时应用阿托品,下列哪一项不是阿托品治疗的有效指标
   A. 口干、皮肤干燥
   B. 颜面潮红
   C. 心率加快
   D. 瞳孔较前缩小
   E. 肺部啰音减少或消失

(81～83题共用题干)

患者,女,26岁。初起恶寒发热,右侧面部皮肤焮红灼热,肿胀疼痛,起水疱,右眼胞肿胀难睁。舌质红,苔薄黄,脉浮数。

81. 应辨证为
   A. 胎火蕴毒
   B. 风热挟痰
   C. 风热毒蕴
   D. 湿热毒蕴
   E. 热毒内陷

82. 最恰当的治法是
   A. 清热解毒,化痰泻热
   B. 散风清热解毒
   C. 凉血清热解毒
   D. 清热利湿解毒
   E. 清泻肺热

83. 治疗应首选
   A. 犀角地黄汤
   B. 五神汤
   C. 黄连解毒汤
   D. 普济消毒饮

E. 五味消毒饮

(84~86题共用题干)

患者,女,14岁。经期腹痛2年余。性格内向,每次行经前2~3天小腹疼痛拒按,胸胁及乳房胀痛,经量少,经行不畅,色紫暗有块,块下痛减,经净后疼痛消失,舌紫暗,脉弦。

84. 诊断是
   A. 经量过少
   B. 痛经
   C. 闭经
   D. 妇人腹痛
   E. 胎动不安

85. 治法是
   A. 养血活血,逐瘀止痛
   B. 疏肝理气,散寒止痛
   C. 益肾养肝,活血止痛
   D. 温经暖宫,止痛
   E. 理气行滞,化瘀止痛

86. 治疗应首选
   A. 艾附暖宫丸
   B. 少腹逐瘀汤
   C. 膈下逐瘀汤
   D. 血府逐瘀汤
   E. 温经汤

(87~89题共用题干)

患儿,男,1岁。不思乳食,食则饱胀,腹满,喜伏卧,呕吐酸馊,夜寐不安,神倦乏力,面色萎黄,形体消瘦,大便溏薄,舌淡,苔白腻。

87. 辨证是
   A. 肝脾不调
   B. 脾虚阴虚
   C. 乳食内积
   D. 脾虚夹积
   E. 脾虚胃弱

88. 治法是
   A. 消食导滞
   B. 健脾消积
   C. 消食化积
   D. 补益脾胃
   E. 疏肝理脾

89. 治疗应首选
   A. 调脾散
   B. 异功散
   C. 健脾丸
   D. 消乳丸
   E. 保和丸

(90~92共用题干)

患者,男,76岁。素有高血压史,凌晨5时起床小便,突然左侧肢体麻木,活动不利,伴头晕目弦,苔白腻,脉弦滑。

90. 其诊断是
   A. 中风
   B. 眩晕
   C. 痫病
   D. 癫证
   E. 痉证

91. 针灸治疗应选取的主穴是
   A. 百会、风池、太冲、内关
   B. 百会、风池、肝俞、肾俞、足三里
   C. 水沟、百会、后溪、内关、涌泉
   D. 水沟、内关、三阴交、极泉、尺泽、委中
   E. 水沟、十二井、太冲、丰隆、劳宫

92. 治疗除主穴外,还应选取
   A. 颊车、合谷
   B. 气海、关元
   C. 丰隆、合谷
   D. 足三里、照海
   E. 太溪、照海

(93~95题共用题干)

患者,男,36岁。睑内血管模糊,颗粒累累,痒涩不适,舌苔薄黄,脉数有力。

93. 诊断是
   A. 针眼
   B. 椒疮

C. 粟疮

D. 睑内结石

E. 眼痛

94. 辨证是

A. 初感疠气

B. 血热瘀滞

C. 热毒壅盛

D. 风热客睑

E. 气血不足

95. 治疗的最佳方剂是

A. 银翘散

B. 桑菊饮

C. 除湿汤

D. 麻黄汤

E. 化瘀汤

(96~98题共用题干)

患者,女,44岁。声音嘶哑多年,每因多讲话后症状加重。检查见双声带暗红,边缘增厚,闭合不全。干咳少痰,颧红,虚烦少寐,腰膝酸软,手足心热,舌红少苔,脉细数。

96. 中医辨证为

A. 肺脾气虚

B. 肺阴虚

C. 肾阴虚

D. 肺肾阴虚

E. 气滞血瘀痰凝

97. 中医治法为

A. 滋养肺阴,利喉开音

B. 滋补肾阴,利喉开音

C. 滋养肺肾,利喉开音

D. 补益脾肺,益气开音

E. 行气活血,化痰开音

98. 治疗应首选

A. 养阴清肺汤

B. 六味地黄汤

C. 百合固金汤

D. 补中益气汤

E. 会厌逐瘀汤

(99~100题共用题干)

患者,男,28岁。摔倒后致左肩关节脱位,X线片未见合并骨折征象。

99. 首先应采取的治疗措施是

A. 局麻后手法复位

B. 局麻后切开复位

C. 全麻后手法复位

D. 切开复位后同时修复关节囊

E. 骨牵引后行外展架固定

100. 复位成功的标志是

A. 方肩消失

B. 疼痛减轻,可做轻微活动

C. 肩胛盂处有空虚感

D. 弹性固定消失

E. Dugas征阴性

一、A1 型题

答题说明

以下每一道考题下面有 A、B、C、D、E 五个备选答案。请从中选择一个最佳答案。

1. 患者身热,微恶风寒,发热,少汗,头痛身沉,心烦,口干心燥,干咳少痰,咽痒,鼻干涕黏,舌红少苔,脉细数。治法为
   A. 益气解表
   B. 滋阴解表
   C. 发散风寒
   D. 辛凉解表
   E. 清暑化湿

2. 患者,男,40岁。近日心悸,倦怠,头晕,面色无华,舌质淡红,脉象细弱。治法为
   A. 镇惊定志,以安心神
   B. 滋阴清火,养心安神
   C. 活血化瘀,理气通络
   D. 补血养心,益气安神
   E. 温补心阳,安神定悸

3. 患者,男,60岁。胸闷胸痛反复发作11年余。现症见胸闷隐痛,时有心悸,心烦少寐,腰膝酸软,盗汗,大便略干,舌质暗红,脉细数。治疗应首选
   A. 生脉散加减
   B. 左归饮加减
   C. 人参养营汤加减
   D. 酸枣仁汤加减
   E. 右归饮加减

4. 患者,男,62岁。多饮、多食、多尿、消瘦7年。伴倦怠乏力、自汗、气短懒言,口渴多饮,五心烦热,心悸失眠,溲赤便秘,舌红少津,舌体胖大,苔花剥,脉细数。实验室检查:血糖12.3mmol/L,尿糖(+++)。其辨证是
   A. 阴虚热盛
   B. 阴阳两虚

C. 气阴两虚
D. 血瘀气滞
E. 阴阳欲绝

5. 患者,女,58岁。水肿,腰以下为甚,脘闷纳呆,肢冷神倦,尿少便溏,舌质淡,苔白腻,脉沉缓。治疗应首选
   A. 温脾汤
   B. 参苓白术散
   C. 实脾饮
   D. 胃苓汤
   E. 五苓散

6. 某女,35岁,于中午12时在劳动中突然晕倒,不省人事,面色苍白,汗出肢冷,20分钟后苏醒。自觉全身乏力,心悸,脉细数无力,应首先考虑何病证
   A. 癫病
   B. 郁证
   C. 气厥实证
   D. 气厥虚证
   E. 血厥虚证

7. 李某,男,43岁。有高血压病史2年。近期因郁怒诱发症状加重,头痛头晕,鼻干鼻衄,烦躁易急,面目红赤,口苦,舌红,脉弦数有力。方剂宜选用
   A. 天麻钩藤饮
   B. 龙胆泻肝汤
   C. 丹栀逍遥散
   D. 大黄黄连泻心汤
   E. 玉女煎

8. 患者男性,痫证反复发作,发则突然昏仆,四肢抽动,口吐涎沫,声声尖叫,舌苔白腻;脉

象弦滑,中医辨证当为
　A. 痰浊内阻
　B. 气机逆乱
　C. 肝风扰动
　D. 风痰闭阻
　E. 气滞血瘀

9. 某男,18岁。脘腹胀满,腹痛拒按,痛则欲泻,泻则痛减,嗳腐吞酸,厌食,苔厚腻,脉滑,最适宜方剂
　A. 保和丸加减
　B. 枳实导滞丸加减
　C. 越鞠丸加减
　D. 良附丸合正气天香散
　E. 柴胡疏肝散加减

10. 患者,女,20岁,胃脘疼痛胀满、拒按、嗳腐吞酸、呕吐、吐出物为腐臭未消化食物,吐后痛减,厌食,苔厚腻,脉滑,应辨证为
　A. 寒邪客胃证
　B. 饮食伤胃证
　C. 肝气犯胃证
　D. 湿热中阻证
　E. 瘀血内停证

11. 某男,45岁,下痢十余日,症见泻下黏冻,里急后重,腹痛拘急,脘腹胀满,头身困重,苔白腻,脉濡缓。辨证为
　A. 寒湿泄泻
　B. 寒湿痢
　C. 阴虚痢
　D. 虚寒痢
　E. 休息痢

12. 患者昨晚突然出现胃脘疼痛,胸脘痞闷,畏寒喜暖,不思饮食,嗳气频频,形寒,身热,舌淡苔白,脉弦紧。治宜选用
　A. 良附丸
　B. 生姜汤

　C. 香苏散
　D. 良附丸合生姜汤
　E. 良附丸合香苏散

13. 患者,男,47岁。右胁下包块,疼痛如刺,痛处不移,入夜更甚,舌质紫暗,脉沉涩。此证最佳治疗方剂是
　A. 硝石矾石散
　B. 丹参饮合失笑散
　C. 复元活血汤
　D. 少腹逐瘀汤
　E. 柴胡疏肝散

14. 李某,既往有胆结石病史,昨日胁肋剧痛,连及肩背,恶心呕吐,纳食减退,舌红苔黄,脉弦。此时最佳治疗方剂是
　A. 硝石矾石散
　B. 失笑散
　C. 乌梅丸
　D. 柴胡疏肝散
　E. 少腹逐瘀汤

15. 女性患者,30岁,近一周来寒战壮热,休作有时,间日一发,发前先有乏力,继则寒栗鼓颔,寒罢则内外皆热,头痛面赤,口渴引饮,终则遍身汗出热退身凉,舌质红,苔薄白,脉弦。此治疗当以
　A. 和解表里,温阳达邪
　B. 清热解表,和解祛邪
　C. 祛邪截疟,和解表里
　D. 益气养血,扶正祛邪
　E. 解毒除瘴,芳化湿浊

16. 患者肌肤不仁,手足麻木,突然发生口眼歪斜,语言不利,口角流涎,舌强,甚则半身不遂,兼见手足拘挛,关节酸痛等症,苔薄白,脉浮数,宜选用
　A. 大秦艽汤
　B. 小续命汤

C. 真方白丸子
D. 天麻钩藤饮
E. 镇肝熄风汤

17. 患者形体肥胖，颜面虚浮，神疲嗜卧，气短乏力，腹胀便溏，自汗气喘，畏寒肢冷，下肢浮肿，脉沉细，此病的治法为
   A. 清胃泻火，佐以消导
   B. 燥湿化痰，理气消痞
   C. 健脾益气，渗利水湿
   D. 温补脾肾，利水化饮
   E. 疏风解表，宣肺利水

18. 患者，中年男性。因外伤诱发腰痛，腰痛甚，不能自转侧，痛有定位而拒按，舌暗有瘀斑，脉弦。治疗应选
   A. 身痛逐瘀汤
   B. 丹参饮
   C. 桃红四物汤
   D. 复元活血汤
   E. 独活寄生汤

19. 患者女性，40岁，平素急躁易怒，近一周自觉胁腹胀满，小便不畅，尿量减少。舌红苔薄黄，脉弦。下列处方中最佳选择为
   A. 逍遥散
   B. 八正散
   C. 石苇散
   D. 柴胡疏肝散加菊花
   E. 沉香散合六磨汤加山栀

20. 患者男性，善饥多食，口舌干燥，形体消瘦，大便干燥，数日不行，舌红，苔黄燥，脉细滑，治疗宜选方
   A. 玉女煎
   B. 消渴方
   C. 增液承气汤
   D. 白虎加人参汤
   E. 二冬汤

21. 患者久病体虚，经常盗汗，以阴虚为主，而火热不甚，其治疗宜为
   A. 麦味地黄丸
   B. 四妙丸
   C. 玉屏风散
   D. 黄连阿胶汤
   E. 桂枝汤

22. 患者男性，45岁。平素多食，近期因外感诱发加重，多食易饥，口燥咽干，体重明显减轻，大便干燥，舌红苔黄，脉滑数有力。治法宜用
   A. 清胃泻火，养阴增液
   B. 清泻肺胃，养阴增液
   C. 滋肾养阴，益气健脾
   D. 滋养肺肾，清胃泻火
   E. 清热润肺，养阴增液

23. 男性，65岁。有长期吸烟史，反复咳嗽、咳脓痰伴间断少量咯血20余年，大咯血3天来诊。体检：右下肺可闻及固定湿啰音。胸片示右下肺纹理增重，可见卷发影。最可能的诊断是
   A. 支气管扩张症
   B. 肺癌
   C. 肺炎
   D. 肺结核
   E. 慢性支气管炎

24. 男，50岁，一天来寒战高热（39.6℃）咳嗽伴左胸痛，咳痰呈砖红色胶冻状，量多，查体，轻紫绀，BP80/50mmHg，左肺叩浊音，呼吸音低，X线胸片左肺呈多发性蜂窝状阴影，最可能的诊断为
   A. 肺炎链球菌肺炎休克型
   B. 葡萄球菌肺炎
   C. 厌氧菌肺炎
   D. 军团菌肺炎
   E. 克雷伯杆菌肺炎

25. 男性,52岁,上腹饱胀感5年,嗳气,近2个月加重,查体及钡餐透视未见异常,胃镜活检,炎症细胞浸润及肠上皮活化,未见腺体萎缩,应诊断为
   A. 胃黏膜脱垂
   B. 慢性浅表性胃炎
   C. 慢性萎缩性胃炎
   D. 早期胃癌
   E. 胃神经症

26. 男,40岁,胃大部切除术后20天,已进食,近几日进餐后不久即出现上腹部胀痛,随即呕吐,喷射性,呕吐物橙黄色,味苦,不含所进食物,吐后腹痛缓解,发作次数逐渐频繁,最可能的诊断为
   A. 输出袢梗阻
   B. 急性完全性输入袢梗阻
   C. 慢性不完全性输入袢梗阻
   D. 吻合口梗阻
   E. 粘连性肠梗阻

27. 男性,48岁,近日出现头痛,烦躁,多汗,心悸,呕吐,面色苍白,视力模糊,测血压34.7/16.0kPa(260/120mmHg)。其诊断最可能是
   A. 高血压脑病
   B. 原发性高血压3期
   C. 原发性高血压2期
   D. 恶性高血压
   E. 高血压危象

28. 男性,65岁,因急剧胸痛8小时入院。含服硝酸甘油效果不佳,血压168/95mmHg。心率110次/分,伴偶发室性期前收缩,心电图示胸导ST段上抬、T波高尖。下列哪种治疗效果佳
   A. 口服卡托普利
   B. 口服地尔硫䓬
   C. 静注利多卡因
   D. 口服美西律
   E. 静注美多洛尔,继以口服

29. 女性,65岁,因突然恶心、呕吐、头痛及不能行走来急诊。患者神志清醒,血压244/150mmHg。神经系统检查发现有向上及向左外侧凝视麻痹。瞳孔3mm,等大,有对光反应。左侧周围性面瘫与左侧上下肢共济失调。四肢肌力正常,两侧足跖反射阳性,感觉正常。最可能的诊断是
   A. 左侧椎动脉闭塞
   B. 左侧颈内动脉闭塞
   C. 脑桥出血
   D. 丘脑出血
   E. 小脑出血

30. 男性,52岁,确诊2型糖尿病1年,予合理饮食和运动治疗并口服二甲双胍500mg,每日3次。查体:身高173cm,体重78kg,血压130/90mmHg。肺和腹部检查未见异常。复查空腹血糖5.2mmol/L,三餐后2小时血糖分别为11.4mmol/L、13.1mmol/L和12.6mmol/L,下一步最合理的治疗是
   A. 二甲双胍加大剂量
   B. 改用胰岛素
   C. 改用磺脲类降血糖药
   D. 加用磺脲类降血糖药
   E. 加用α-葡萄糖苷酶抑制剂

31. 女性,25岁。突发寒战、高热、腰痛、尿频、尿痛1周,体温39.5℃,两侧肋腰点压痛,普通尿培养阴性,治疗效果不佳,在改用抗生素的同时,首选哪项检查
   A. 腹部平片
   B. 静脉肾盂造影
   C. 肾图
   D. 尿高渗性培养
   E. 腹部B超

32. 男性,42岁。间断咳嗽、咳痰带血3个月,乏力、纳差伴尿少、浮肿1周。查体:贫血貌,血压高。化验尿蛋白(+++),沉渣红细胞8~10个/HP,血红蛋白80g/L,血肌酐及尿素均升高,抗肾小球基底膜抗体(-),AHCA(+)。其肾活检最可能的免疫病理所见是
   A. IgG及C3呈线条状沉积于毛细血管壁
   B. IgG及C3呈细颗粒状沿毛细血管壁沉积
   C. IgG及C3呈颗粒状沉积于系膜区及毛细血管壁
   D. 无或仅微量免疫沉积物
   E. IgG、IgA、IgM、C3、C1q呈多部位沉积

33. 男性,40岁,体重60kg,患弥漫性腹膜炎3天,恶心呕吐、腹胀、四肢无力、神情淡漠,血清钾3.1mmol/L,应诊断为
   A. 低钾血症
   B. 高钾血症
   C. 代谢性酸中毒
   D. 呼吸性酸中毒
   E. 代谢性碱中毒

34. 患者,男,65岁。动则气急,欲便无力,排便时有肿物自肛门内脱出,严重时走路、咳嗽均有脱出,须手助复位,伴有少量出血,舌淡苔薄,脉细。其诊断是
   A. Ⅰ期内痔
   B. Ⅱ期内痔
   C. Ⅲ期内痔
   D. 肛乳头肥大
   E. 炎性混合痔

35. 患者34岁,子宫肌瘤行子宫切除术,硬膜外麻醉顺利,探查与牵拉子宫时,血压由120/80mmHg下降至90/60mmHg,心率由80次/分降至50次/分,可能原因是
   A. 失血
   B. 神经反射
   C. 局麻药毒性反应
   D. 患者精神过度紧张
   E. 输液反应

36. 某男,28岁,主诉终末尿痛,尿频,腰骶及会阴部坠胀2月余,便后或晨起后发现尿道口有白色分泌物,腰酸,乏力。前列腺液检查WBC15~20/HP,磷脂小体减少。舌红苔黄脉细数。诊断为精浊,属
   A. 瘀血阻络
   B. 阴虚火旺
   C. 湿热蕴结
   D. 肾阳虚损
   E. 热毒蕴结

37. 男孩,2岁,右侧阴囊肿大,直立时阴囊肿大明显,平卧时消失,阴囊光滑如水晶,透光试验阳性,苔薄白,脉细滑,诊断为水疝,治宜
   A. 温肾通阳,化气行水
   B. 清热利湿,行气利水
   C. 温肾散寒,化气行水
   D. 活血化瘀,行气利水
   E. 补中益气,健脾化湿

38. 女患者,30岁,每于经前吐血、衄血,量较多,色鲜红,心烦易怒,两胁胀满,口苦咽干,月经量少,舌红,苔黄,脉弦数。治疗最佳方剂是
   A. 清肝引经汤
   B. 清经散
   C. 清热调血汤
   D. 加味逍遥丸
   E. 清金降火汤

39. 患者,女,35岁,人工流产2次,自然流产3次,现停经48天,阴道少量下血,色淡黯,质稀,头晕耳鸣,腰膝酸软,小便频数,舌

淡,苔白,脉沉滑无力,治疗首选方剂是
A. 加味圣愈汤
B. 加味阿胶汤
C. 举元煎
D. 补肾固冲丸
E. 寿胎丸

A. 归肾丸
B. 苍附导痰丸
C. 知柏地黄丸
D. 加减一阴煎
E. 杞菊地黄丸

40. 女患者,27岁,半年前曾人工流产,术后即出现经行腹痛,阴部空坠,月经量少,色淡质稀,神疲乏力,纳少便溏,舌淡,脉细弱。治疗最佳方剂是
A. 八珍汤
B. 调肝汤
C. 膈下逐瘀汤
D. 圣愈汤
E. 金匮温经汤

44. 患者,女,27岁,药物流产3次,现停经50天,查尿妊娠试验阳性,阴道出血5天,量少,色淡红,腰酸腹痛头晕眼花,心悸失眠,面色萎黄,舌淡少苔,脉细滑,治疗首选方剂是
A. 寿胎丸
B. 举元煎
C. 苎根汤
D. 加味阿胶汤
E. 保阴煎

41. 女患者,28岁,每于经期吐血、衄血,量少,色黯红,平时手足心热,潮热咳嗽,咽干口渴,月经先期,量少,舌红,苔花剥,脉细数。治疗最佳方剂是
A. 清肝引经汤
B. 顺经汤
C. 清经散
D. 加味逍遥散
E. 清热固经汤

45. 患者,女,29岁,发现子宫肌瘤1年,停经46天,查尿妊娠试验阳性,近1周阴道少量下血,色黯红,腰酸,小腹坠痛,舌黯红,苔白,脉沉涩,治疗最佳方剂是
A. 桂枝茯苓丸加味
B. 苎根汤
C. 加味阿胶汤
D. 加味圣愈汤
E. 固下益气汤

42. 女患者,30岁,带下量多,色白质黏,无臭气,神疲肢倦,纳少便溏,面色萎黄,舌淡,苔白腻,脉缓弱,治疗最佳方剂是
A. 内补丸
B. 知柏地黄汤
C. 止带方
D. 易黄汤
E. 完带汤

46. 患者,女,34岁,每于经行肢体肿胀,胸闷不舒,心烦易怒,苔薄白,脉弦细。治疗首选方剂是
A. 逍遥散
B. 真武汤
C. 苓桂术甘汤
D. 八物汤
E. 参苓白术散

43. 女患者,37岁,月经量少一年,现月经4个月未行,五心烦热,两颧潮红,舌红,少苔,脉细数。治疗首选方剂是

47. 女患者,20岁,14岁初潮,月经规律,18岁时因高考紧张,月经紊乱,时而闭经,时而经行不止。现又阴道出血15天,开始量

多,近3天减少,色淡质稀,气短神疲,手足不温,舌淡,苔薄白,脉细弱。治疗首选方剂是
A. 保阴煎
B. 清热固经汤
C. 右归丸
D. 左归丸
E. 固本止崩汤

48. 患儿,9岁。水肿从眼睑开始,迅速波及全身,皮肤光亮,按之凹陷即起,尿少色赤,伴咽红肿痛,肢体酸痛,苔薄白,脉浮。其治法是
A. 疏风宣肺,利水消肿
B. 清热利湿,凉血止血
C. 清热解毒,淡渗利湿
D. 温运中阳,行气利水
E. 滋阴补肾,淡渗利水

49. 患者,男,22岁。头痛,以后头部为主,阵阵发作,痛如锥刺,时有胀痛,每当劳累时疼痛加重,舌苔薄,脉弦。治疗应首选
A. 后顶、天柱、昆仑、阿是穴
B. 百会、通天、行间、阿是穴
C. 上星、头维、合谷、阿是穴
D. 通天、头维、太冲、阿是穴
E. 头临泣、目窗、前顶、阿是穴

50. 女性,45岁。肉眼血尿,膀胱镜检见右侧壁有一1.5cm×1cm乳头状新生物,有蒂,病理检查分期为T1期,首选治疗方法是
A. 膀胱全切除
B. 化疗
C. 电切
D. 放疗
E. 膀胱部分切除

二、A3/A4型题

答题说明

以下提供若干个案例,每个案例下设若干考题。请根据各考题题干所提供的信息,在每题下面的A、B、C、D、E五个备选答案中选择一个最佳答案。

(51~53题共用题干)

男性,27岁。感冒未愈,近几日多食辛辣,昨天出现阵寒,继而壮热,咳嗽气急咳吐黄绿色浊痰,腥臭味,胸痛不得转侧,口干咽燥,苔黄腻,脉滑数。

51. 根据患者的临床表现,按照中医的辨证体系,此类疾病应考虑为
A. 外感发热
B. 痰热咳嗽
C. 胸痹
D. 肺痈
E. 喘证

52. 如此,所采用的治疗方法为
A. 清肺解表
B. 清热化痰
C. 清肺化瘀

D. 清热排脓
E. 清肺化痰

53. 若患者咳浓浊痰,腥臭味严重,治疗方药宜选用
A. 如金解毒散合犀黄丸
B. 加味桔梗汤加减
C. 薏苡仁汤加减
D. 二陈汤合清肺汤
E. 麻杏石甘汤加减

(54~56题共用题干)

患者,女,54岁。缘于暴怒,突然昏倒,不省人事,牙关紧闭,面赤唇紫,舌红,脉多沉弦。

54. 根据上述临床表现及病史,按照中医的辨证理论,考虑诊断及辨证分型为
A. 气厥之实证

B. 气厥之虚证
C. 血厥之实证
D. 血厥之虚证
E. 痰厥

55. 如此,应采取下列哪种治疗方法
 A. 行气豁痰
 B. 补养气血
 C. 活血顺气
 D. 补气回阳
 E. 顺气开郁

56. 此时,根据上述辨证特点,应选用的最佳方剂为
 A. 五磨饮子
 B. 通瘀煎
 C. 四味回阳饮
 D. 人参养营汤
 E. 导痰汤

(57~59题共用题干)

患者,男,28岁。昨晚贪凉后出现泄泻,大便如水样,伴腹痛肠鸣,脘闷纳呆,鼻塞流涕,头身疼痛,舌苔薄白,脉濡缓。

57. 根据患者上述临床特征,此患者中医应辨证为
 A. 寒湿泄泻
 B. 湿热泄泻
 C. 暑湿泄泻
 D. 食滞泄泻
 E. 脾虚泄泻

58. 若此病例出现恶寒发热,体温37.8℃,鼻塞流清涕,头身疼痛明显,治疗宜用
 A. 藿香正气散
 B. 藿香正气散加银花、连翘
 C. 藿香正气散加荆芥、防风
 D. 藿香正气散加香薷、佩兰
 E. 藿香正气散加蝉蜕

59. 若此病例症见胸闷腹胀,尿少,纳呆,肢体倦怠,苔白腻,治宜用
 A. 痛泻要方加减

B. 柴胡疏肝散
C. 附子理中汤
D. 胃苓汤加减
E. 温脾汤

(60~62题共用题干)

一年轻患者,男,24岁。夏秋季因饮食不慎出现泄泻腹痛,泻而不爽,胸腹满闷,口干不欲饮,舌苔微黄而腻,脉濡缓。

60. 根据患者上述临床特征,应诊断为
 A. 寒湿型泄泻
 B. 食滞型泄泻
 C. 湿重于热泄泻
 D. 热重于湿泄泻
 E. 脾虚泄泻

61. 根据上述辨证特点,下列治法中何者为宜
 A. 清热利湿,分利小便
 B. 清热燥湿,理气宽中
 C. 解表散寒,芳香化湿
 D. 清暑化湿
 E. 健脾化湿

62. 下列方剂中针对本病证治疗应首选的方剂为
 A. 藿香正气散
 B. 参苓白术散
 C. 新加香薷饮
 D. 葛根芩连汤合五苓散
 E. 葛根芩连汤合平胃散

(63~65题共用题干)

某患者女性,45岁,近20天来往来寒热,三日一发,热少寒多,伴胸闷,神疲倦怠,口不渴,舌苔白腻,脉弦。

63. 此患者应辨为何型疟疾
 A. 正疟
 B. 温疟
 C. 寒疟
 D. 热瘴
 E. 冷瘴

64. 治疗以下列何者为宜
   A. 祛邪截疟,和解表里
   B. 清热解表,和解祛邪
   C. 解毒祛瘴,芳化湿浊
   D. 益气养血,扶正祛邪
   E. 和解表里,温阳祛邪
65. 最佳治疗方剂为
   A. 柴胡桂枝干姜汤合截疟七宝饮
   B. 加味不换金正气散
   C. 何人饮
   D. 清瘴汤
   E. 白虎加桂枝汤

(66~69题共用题干)
患者,女,42岁。近2个月常感觉胃脘胀满,有时攻撑作痛,痛连胸胁,喜叹息,嗳气后自感舒畅,遇到喜事症状减轻,情志不畅时诸症加重。舌苔薄白,脉弦。

66. 应诊断为
   A. 胃痞
   B. 胃痛
   C. 真心痛
   D. 胁痛
   E. 腹痛
67. 辨证为
   A. 寒邪客胃
   B. 饮食停滞
   C. 肝气犯胃
   D. 脾胃虚寒
   E. 湿热中阻
68. 治法为
   A. 温胃散寒,理气止痛
   B. 消食导滞,和胃止痛
   C. 温中健脾,和胃止痛
   D. 清热化湿,理气和胃
   E. 疏肝理气,和胃止痛
69. 治疗应首选
   A. 柴胡疏肝散
   B. 丹栀逍遥散
   C. 黄芪建中汤
   D. 保和丸
   E. 良附丸

(70~74题共用题干)
患者,男,32岁,患有阳痿1年余,时有滑精,精薄清冷,腰以下怕冷,腰酸腿软,夜尿清长,头晕目眩,失眠多梦,健忘耳鸣,面色㿠白,舌淡胖,苔薄白,脉沉细,尺脉尤其。

70. 其诊断为
   A. 中气下陷
   B. 命门火衰
   C. 肝郁不舒
   D. 心脾亏虚
   E. 脾肾两虚
71. 其治法是
   A. 补中益气
   B. 温肾壮阳
   C. 疏肝解郁
   D. 补益心脾
   E. 温肾益脾
72. 其选方为
   A. 补中益气汤
   B. 赞育丸
   C. 逍遥散
   D. 归脾汤
   E. 四神丸
73. 若滑精频繁,精薄清冷,可加
   A. 人参、黄芪、附子
   B. 覆盆子、金樱子、益智仁
   C. 枸杞、菟丝子
   D. 韭子、乌梅
   E. 桑椹子、五味子
74. 若火衰不甚,精血薄弱,可予
   A. 济生肾气丸
   B. 左归丸
   C. 右归丸
   D. 金匮肾气丸
   E. 六味地黄丸

(75~77题共用题干)

患者,女性,40岁。因受精神刺激,出现精神抑郁,胸部闷塞,胁肋胀满,咽中如有物梗塞,吞之不下,咯之不出,苔白腻,脉弦滑。

75. 应诊断为
 A. 虚火喉痹
 B. 郁证梅核气
 C. 噎膈
 D. 郁证脏躁
 E. 癫证

76. 治疗宜选用
 A. 柴胡疏肝散
 B. 甘麦大枣汤
 C. 半夏厚朴汤
 D. 归脾汤
 E. 丹栀逍遥散

77. 其治法为
 A. 疏肝解郁,理气畅中
 B. 疏肝解郁,清肝泻火
 C. 甘润缓急,养心安神
 D. 健脾养心,补益气血
 E. 行气开郁,化痰散结

(78~82题共用题干)

患者,男性,63岁,头摇肢颤5年余,筋脉拘挛,畏寒肢冷,四肢麻木,心悸懒言,动则气短,自汗,小便清长,舌质淡,苔薄白,脉沉迟无力。

78. 该病证候为
 A. 阳气虚衰
 B. 肾阳虚
 C. 脾肾阳虚
 D. 肾阴虚
 E. 脾气虚

79. 治则为
 A. 健脾益肾,舒筋活络
 B. 滋阴补肾,濡养筋脉
 C. 补肾助阳,温煦筋脉
 D. 健脾益气,以养筋脉

 E. 温补肾阳

80. 代表方剂是
 A. 六味地黄丸
 B. 大补元煎
 C. 归脾汤
 D. 金匮肾气丸
 E. 地黄饮子

81. 若患者大便稀溏较著,可加用
 A. 补肾脂、肉豆蔻
 B. 干姜、肉豆蔻
 C. 肉桂、干姜
 D. 肉桂、吴茱萸
 E. 五味子、吴茱萸

82. 若出现心悸,可加用
 A. 茯神、远志
 B. 远志、柏子仁
 C. 酸枣仁、柏子仁
 D. 朱砂、磁石
 E. 龙骨、牡蛎

(83~86题共用题干)

某患者,女,23岁,一日洗澡时偶然发现左侧乳头下方可及一椭圆形肿块,边界清楚,推之可移,无明显疼痛,乳房局部皮肤无明显异常。

83. 对该患者做出诊断首选
 A. B超检查
 B. 螺旋CT
 C. 磁共振
 D. 病理检查
 E. 平片

84. 上患者诊断考虑
 A. 乳痨
 B. 乳核
 C. 乳痈
 D. 乳癖
 E. 乳疬

85. 根据以上描述,本病主要当与哪种乳房疾病相鉴别

A. 乳痈
B. 乳岩
C. 乳发
D. 乳疬
E. 乳癖

86. 上例患者首选何治疗方法
   A. 中药外敷
   B. 口服中药治疗
   C. 手术切除
   D. 抗结核治疗
   E. 调畅情志

(87~88题共用题干)

女患者,妊娠7个月,先脚肿渐至于腿,皮色不变,按之即起,伴头晕胸闷等,苔薄腻,脉弦滑。

87. 治疗宜选
   A. 苓桂术甘汤
   B. 五苓散
   C. 天仙藤散
   D. 五皮散
   E. 防己黄芪汤

88. 如湿阻明显,见有头昏头重,胸闷呕恶,纳少便溏等,应选下列何方较好
   A. 白术散
   B. 茯苓导水汤
   C. 真武汤
   D. 天仙藤散
   E. 四苓散

(89~90题共用题干)

女患者,19岁,月经尚未初潮,平时腰膝酸软,头晕耳鸣,舌淡红,少苔,脉细涩。

89. 中医治法是
   A. 补肾养肝调经
   B. 益气养血调经
   C. 养阴清热调经
   D. 理气活血调经
   E. 温经散寒,活血调经

90. 治疗最佳方剂是
   A. 苍附导痰丸
   B. 血府逐瘀汤
   C. 人参养荣汤
   D. 八珍益母丸
   E. 归肾丸

(91~93题共用题干)

患者,女,31岁,经期面浮肢肿,面色晦暗,夜尿频多,大便溏薄,神疲乏力,腰膝酸冷,平素带下量多,色清质稀,婚后4年未孕。

91. 其脉象多见
   A. 沉迟无力
   B. 细弱
   C. 沉细数
   D. 沉紧
   E. 缓滑

92. 其舌质,舌苔多见
   A. 舌黯,苔薄白
   B. 舌淡,苔薄白
   C. 舌体胖,苔白腻
   D. 舌黯,苔白腻
   E. 舌淡,苔白腻

93. 其月经经期、量、色、质为
   A. 月经先期,量多,色淡,质稀
   B. 月经先期,量少,色淡黯,质稀
   C. 月经后期,量少,色淡,质稀
   D. 月经后期,量少,色淡,质黏
   E. 月经先后无定期,量多,色淡,质稀

(94~96题共用题干)

某女,顽固性失眠、口舌生疮1年,昨日起又声音突然嘶哑。上下口唇有多个疱疹,或结痂,或渗出。舌质红,尖有芒刺,边尖并有多个米粒至绿豆大小的深浅不一的溃疡,溃疡面新旧不一,色多偏红。脉左寸滑数。

94. 其治疗应先治其
   A. 失眠
   B. 口舌生疮

C. 失音
D. 失眠与口舌生疮
E. 口舌生疮与失音

95. 治疗此女失眠应首选
    A. 极泉
    B. 通里
    C. 少海
    D. 神门
    E. 阴郄

96. 治疗此女口舌生疮应首选
    A. 通里
    B. 少海
    C. 青灵
    D. 少府
    E. 神门

(97~98题共用题干)
患者,男性,左眼视力突然下降,可辨人物。

97. 若患的是视网膜中央动脉阻塞,眼底检查最具特点的表现是
    A. 视乳头水肿
    B. 视乳头色红
    C. 视网膜动脉细
    D. 视网膜见片状出血
    E. 黄斑区呈樱桃红色

98. 若患的是中央静脉阻塞,眼底检查最具特点的表现是
    A. 视乳头充血
    B. 视乳头水肿
    C. 视网膜见广泛片状出血
    D. 视网膜出血呈放射状
    E. 眼底静脉纡曲怒张

(99~100题共用题干)
女患者,时有小腹疼痛拒按,有灼热感,伴腰骶胀痛,带下量较多,黄稠,有臭味,外阴偶有痒感,小便短黄,经期腹痛较平日加重,月经量稍多,色黯。舌红,苔黄腻,脉弦滑而数。

99. 其首要诊断为
    A. 带下病
    B. 妇人腹痛
    C. 痛经
    D. 月经过多
    E. 阴痒

100. 其治法是
    A. 散寒除湿,化瘀止痛
    B. 补血养营,和中止痛
    C. 清热除湿,化瘀止痛
    D. 温肾助阳,暖宫止痛
    E. 行气活血,化瘀止痛

参 考 答 案

基 础 知 识

1. B	2. A	3. A	4. C	5. D	6. B	7. C	8. A	9. D	10. A
11. C	12. C	13. C	14. C	15. A	16. D	17. D	18. E	19. D	20. C
21. C	22. D	23. A	24. A	25. E	26. C	27. D	28. C	29. A	30. B
31. D	32. B	33. B	34. E	35. D	36. E	37. C	38. B	39. D	40. E
41. C	42. A	43. E	44. C	45. A	46. B	47. B	48. D	49. E	50. C
51. E	52. A	53. A	54. B	55. B	56. A	57. B	58. B	59. A	60. D
61. C	62. B	63. B	64. C	65. C	66. C	67. A	68. A	69. C	70. C
71. B	72. A	73. A	74. C	75. C	76. B	77. A	78. B	79. D	80. A
81. B	82. A	82. C	84. B	85. B	86. C	87. A	88. D	89. E	90. C
91. E	92. A	93. A	94. C	95. B	96. E	97. C	98. A	99. A	100. E

相 关 专 业 知 识

1. C	2. B	3. D	4. A	5. D	6. D	7. E	8. C	9. E	10. D
11. D	12. A	13. D	14. D	15. D	16. A	17. B	18. E	19. B	20. B
21. E	22. D	23. E	24. D	25. E	26. D	27. A	28. C	29. E	30. D
31. B	32. E	33. D	34. D	35. D	36. B	37. A	38. E	39. B	40. D
41. E	42. C	43. C	44. C	45. C	46. C	47. A	48. C	49. B	50. E
51. E	52. B	53. B	54. C	55. B	56. A	57. C	58. A	59. C	60. A
61. C	62. A	63. B	64. A	65. B	66. E	67. B	68. A	69. C	70. B
71. C	72. A	73. D	74. B	75. A	76. C	77. E	78. D	79. B	80. A
81. D	82. E	83. A	84. D	85. C	86. A	87. C	88. C	89. B	90. C
91. E	92. D	93. B	94. A	95. E	96. D	97. C	98. A	99. C	100. B

专业知识

1. B	2. A	3. C	4. B	5. B	6. E	7. A	8. C	9. B	10. C
11. D	12. D	13. C	14. D	15. E	16. A	17. D	18. B	19. D	20. A
21. D	22. A	23. B	24. D	25. D	26. C	27. B	28. A	29. B	30. E
31. C	32. D	33. E	34. D	35. C	36. B	37. D	38. A	39. B	40. B
41. B	42. C	43. A	44. D	45. A	46. E	47. A	48. D	49. A	50. A
51. D	52. C	53. A	54. C	55. A	56. E	57. D	58. E	59. B	60. C
61. C	62. A	63. A	64. E	65. D	66. D	67. B	68. A	69. C	70. D
71. A	72. C	73. E	74. B	75. C	76. D	77. A	78. C	79. C	80. D
81. C	82. B	83. D	84. B	85. E	86. C	87. D	88. B	89. C	90. A
91. D	92. C	93. B	94. D	95. A	96. D	97. C	98. C	99. A	100. E

专业实践能力

1. B	2. D	3. B	4. C	5. C	6. D	7. B	8. D	9. B	10. B
11. B	12. E	13. C	14. A	15. C	16. C	17. D	18. A	19. E	20. C
21. A	22. A	23. A	24. E	25. B	26. C	27. E	28. E	29. E	30. E
31. D	32. D	33. A	34. C	35. B	36. C	37. A	38. A	39. E	40. D
41. B	42. E	43. D	44. C	45. A	46. D	47. E	48. A	49. A	50. C
51. D	52. C	53. A	54. C	55. C	56. B	57. A	58. C	59. D	60. C
61. B	62. E	63. C	64. E	65. A	66. B	67. C	68. E	69. A	70. B
71. B	72. B	73. B	74. B	75. B	76. C	77. E	78. A	79. C	80. E
81. B	82. B	83. A	84. B	85. B	86. C	87. C	88. B	89. A	90. E
91. A	92. B	93. C	94. C	95. D	96. D	97. E	98. D	99. B	100. C

试卷标识码:

全国中医药专业技术资格考试

全科医学(中医类)专业(中级)押题秘卷(三)

考试日期： 年 月 日

考生姓名：_____

准考证号：_____

考　　点：_____

考　场　号：_____

一、A1 型题

答题说明

以下每一道考题下面有 A、B、C、D、E 五个备选答案。请从中选择一个最佳答案。

1. 以下属于阴中之阳的是
   A. 心
   B. 脾
   C. 肝
   D. 肾
   E. 肺

2. 根据五行相生规律确定的治法是
   A. 抑木扶土
   B. 佐金平木
   C. 滋水涵木
   D. 泻南补北
   E. 培土制水

3. 心藏神,其主要的物质基础是
   A. 精
   B. 血
   C. 津液
   D. 营气
   E. 心气

4. 下列哪项不属于肝的疏泄功能
   A. 促进血液和津液运行
   B. 促进排卵
   C. 促进脾胃运化功能
   D. 调畅情志
   E. 通利二便

5. 肾主纳气的主要生理作用是
   A. 使肺之呼吸保持一定的深度
   B. 有助于元气的固摄
   C. 有助于精液的固摄
   D. 有助于元气的生成
   E. 有助于肺气的宣发

6. 下列各项中,与女子胞的功能关系最为密切的是
   A. 心肝脾脏、冲脉、督脉
   B. 心肺肾脏、阳明脉、带脉
   C. 心肾脏、冲脉、任脉、督脉
   D. 心脾脏、冲脉、任脉、带脉
   E. 心肝脾肾脏、冲脉、任脉

7. 防止精、血、津液等物质流失,主要依赖气的
   A. 温煦作用
   B. 推动作用
   C. 防御作用
   D. 固摄作用
   E. 气化作用

8. 足三阳经的走向是
   A. 从手走头
   B. 从头走足
   C. 从头走手
   D. 从足走头
   E. 从足走腹

9. 下列各项中,不可能为内生邪气的是
   A. 风邪
   B. 寒邪
   C. 暑邪
   D. 湿邪
   E. 火邪

10. 感邪后缓慢发病,这种发病形式是
    A. 复发
    B. 继发
    C. 合病
    D. 并病
    E. 徐发

11. 与正气的强弱相关的因素是
    A. 气候变化
    B. 工作环境
    C. 精神状态
    D. 居住的地域条件
    E. 情志变化

12. 真寒假热证的病机是
    A. 阴盛格阳
    B. 阳盛格阴
    C. 阳虚则寒
    D. 阴盛则寒
    E. 阴损及阳

13. 正不敌邪或正气持续衰弱以致气不能内守，可导致
    A. 气陷
    B. 气脱
    C. 气郁
    D. 气结
    E. 气闭

14. 以下属于脾的生理功能失调的是
    A. 脾气虚损
    B. 水湿中阻
    C. 脾阳亢盛
    D. 脾血不足
    E. 脾阴失调

15. 全科医疗最大的特点是强调服务对象的
    A. 基础性照顾
    B. 专科性照顾
    C. 长期负责式照顾
    D. 预防性照顾
    E. 系统性照顾

16. 社区医学研究的对象主要是
    A. 个人的健康问题
    B. 个人的疾病
    C. 家庭问题
    D. 人群的健康问题
    E. 老年人的预防保健问题

17. 疾病分布是指
    A. 民族分布、性别分布、职业分布
    B. 时间分布、地区分布、人群分布
    C. 城乡分布、年龄分布、民族分布
    D. 民族分布、年龄分布、职业分布
    E. 年龄分布、城乡分布、季节分布

18. 预防医学是研究
    A. 人体健康与环境的关系
    B. 个体与群体的健康
    C. 人群的健康
    D. 社会环境与健康的关系
    E. 健康和无症状患者

19. 病例对照研究中，调查对象应当是
    A. 病例组选择怀疑患某种疾病的人，对照组选择未患某种疾病的人
    B. 病例组为确定患某种疾病的人，对照组为怀疑患某种疾病的人
    C. 病例和对照均未确定患某种疾病
    D. 病例和对照均是患某种疾病的人
    E. 病例应是确定患某种疾病的人，对照是不患某种疾病的人

20. 健康促进的三个核心组成部分包括健康教育、健康保护和
    A. 环境支持
    B. 社会动员
    C. 疾病预防
    D. 发展能力
    E. 政策倡导

21. 糖尿病的三级预防措施是
    A. 医院治疗、社区管理、个人预防
    B. 健康教育、高危筛查、患者管理

C. 积极锻炼、定期检查、注意休息
D. 定期检查、平衡膳食、健康教育
E. 平衡膳食、积极锻炼、心理调适

22. 桂枝具有的功效是
    A. 发汗解表,温脾暖肝
    B. 发汗解表,温经止血
    C. 发汗解表,温胃止呕
    D. 发汗解肌,温经通阳,助阳化气
    E. 发汗解表,宣肺平喘,利水消肿

23. 下列各项,不属蝉蜕功效的是
    A. 疏散风热
    B. 透疹止痒
    C. 息风止痉
    D. 明目退翳
    E. 宣通鼻窍

24. 上可清肺,中可凉胃,下泻肾火的药物是
    A. 黄柏
    B. 栀子
    C. 知母
    D. 地骨皮
    E. 生地黄

25. 下列各项,不属治疗风湿热痹的药组是
    A. 黄柏、蚕沙
    B. 木通、防己
    C. 独活、威灵仙
    D. 白鲜皮、薏苡仁
    E. 忍冬藤、络石藤

26. 下列各项,不属厚朴功效的是
    A. 行气
    B. 活血
    C. 燥湿
    D. 消积
    E. 平喘

27. 虎杖具有的功效是
    A. 活血调经,清热利湿,解毒消疮,化痰平喘
    B. 活血止血,清热解毒,利湿退黄,化痰止咳
    C. 活血定痛,清热利湿,解毒通便,化痰止咳
    D. 活血通络,祛湿退黄,清热解毒,利尿通便
    E. 活血消癥,利湿退肿,解毒疗疮,化痰通便

28. 既善疏肝,又能暖肝的药物是
    A. 肉桂
    B. 花椒
    C. 香附
    D. 山茱萸
    E. 吴茱萸

29. 既治疗肝气郁滞之胁肋作痛,又治疗食积不化的药物是
    A. 陈皮
    B. 青皮
    C. 柴胡
    D. 香附
    E. 川楝子

30. 既能消食健胃,又能回乳消胀的药物是
    A. 神曲
    B. 山楂
    C. 谷芽
    D. 麦芽
    E. 鸡内金

31. 生用活血通经,炒炭凉血止血的药物是
    A. 侧柏叶
    B. 茜草
    C. 苏木
    D. 刘寄奴

E. 艾叶

32. 既能够治疗肺胃出血,又能收敛止血,消肿生肌的药物是
    A. 白茅根
    B. 生地黄
    C. 仙鹤草
    D. 白及
    E. 血余炭

33. 既能活血调经,祛瘀止痛,又能凉血消痈,除烦安神的药物是
    A. 丹参
    B. 郁金
    C. 五灵脂
    D. 红花
    E. 桃仁

34. 具有镇静安神,利尿通淋功效的药物是
    A. 朱砂
    B. 磁石
    C. 琥珀
    D. 龙骨
    E. 牡蛎

35. 下列选项,不属乌梅功效的是
    A. 敛肺止咳
    B. 益气生津
    C. 生津止渴
    D. 涩肠止泻
    E. 安蛔止痛

36. 祛湿剂属于"八法"中的
    A. 和法
    B. 消法
    C. 温法
    D. 清法
    E. 下法

37. 黄龙汤组成中含有的药物是
    A. 当归、玄参
    B. 人参、生地
    C. 大黄、枳壳
    D. 桔梗、枳壳
    E. 桔梗、枳实

38. 方药配伍寓有"辛开苦降"之意的方剂是
    A. 黄连解毒汤
    B. 半夏泻心汤
    C. 桂枝汤
    D. 芍药汤
    E. 泻白散

39. 含有生地、知母的方剂是
    A. 生脉散
    B. 玉女煎
    C. 九味羌活汤
    D. 犀角地黄汤
    E. 青蒿鳖甲汤

40. 阳和汤的主治病证是
    A. 丹毒
    B. 阴疽
    C. 喑痱
    D. 寒痹
    E. 大头瘟

41. 天王补心丹中配伍茯苓的用意是
    A. 利水
    B. 宁心
    C. 健脾
    D. 渗湿
    E. 消痰

42. 下列方剂组成中不含有当归的是
    A. 定喘汤
    B. 暖肝煎
    C. 温经汤

D. 苏子降气汤
E. 真人养脏汤

43. 下列各项,不属于暖肝煎组成药物的是
    A. 生姜
    B. 乌药
    C. 茯苓
    D. 吴茱萸
    E. 枸杞子

44. 主治血热妄行之上部出血的方剂是
    A. 清营汤
    B. 失笑散
    C. 咳血方
    D. 十灰散
    E. 小蓟饮子

45. 生地、熟地同用的方剂是
    A. 大定风珠
    B. 地黄饮子
    C. 百合固金汤
    D. 六味地黄丸
    E. 清燥救肺汤

46. 连朴饮的主治病证是
    A. 湿温时疫
    B. 湿热黄疸
    C. 湿热霍乱
    D. 湿热血淋
    E. 热毒痢疾

47. 清气化痰丸的功用是
    A. 燥湿化痰,理气和中
    B. 清热化痰,理气止咳
    C. 理气化痰,清胆和胃
    D. 清泻肺热,止咳平喘
    E. 润肺清热,理气化痰

48. 具有健脾和胃、消食止泻功用的方剂是
    A. 枳实导滞丸
    B. 厚朴温中汤
    C. 参苓白术散
    D. 枳实消痞丸
    E. 健脾丸

49. 下列各项,不属于生化汤组成药物的是
    A. 全当归
    B. 炙甘草
    C. 桃仁
    D. 生姜
    E. 川芎

50. 清营汤中体现"透热转气"配伍意义的药物是
    A. 银花、生地
    B. 连翘、黄连
    C. 银花、麦冬
    D. 银花、连翘
    E. 黄连、银花

二、B1 型题

答题说明

以下提供若干组考题,每组考题共用在考题前列出的 A、B、C、D、E 五个备选答案。请从中选择一个与问题关系最密切的答案。某个备选答案可能被选择一次、多次或不被选择。

(51~52 题共用备选答案)
A. 肾
B. 肺
C. 肝
D. 脾
E. 心

51. 称"阳中之阴"的脏是
52. 称"阴中之阳"的脏是

(53~54题共用备选答案)
A. 脉
B. 筋
C. 肉
D. 皮
E. 骨

53. 肝在体合
54. 肺在体合

(55~56题共用备选答案)
A. 从足走头
B. 从头走足
C. 从胸走手
D. 从手走头
E. 从足走腹

55. 手三阴经的走向规律是
56. 足三阴经的走向规律是

(57~58题共用备选答案)
A. 怒
B. 喜
C. 悲
D. 恐
E. 思

57. 喜所胜的是
58. 恐所胜的是

(59~60题共用备选答案)
A. 咳喘咯痰
B. 恶心呕吐
C. 咽中梗阻,如有异物
D. 肠鸣辘辘有声
E. 咳喘倚息,不能平卧

59. 痰阻于肺可见的症状是
60. 饮停胸膈可见的症状是

(61~62题共用备选答案)
A. 治标
B. 正治
C. 反治
D. 补其偏衰
E. 因人制宜

61. "寒者热之"所属的治法是
62. "热因热用"所属的治法是

(63~64题共用备选答案)
A. 预防为主
B. 三级预防
C. 强化社区行动
D. 人人享有卫生保健
E. 群众性自我保健

63. 体现了新公共健康精神的项目是
64. 属于健康观内容的项目是

(65~66题共用备选答案)
A. 掌握中西药联用有效原则
B. 节约费用、公正分配
C. 煎煮得当、服用相宜
D. 避免多种药物同服
E. 掌握正确的服药方法

65. 合理使用中药饮片,应
66. 合理使用中成药,应

(67~68题共用备选答案)
A. 双盲
B. 单盲
C. 样本含量
D. 三盲
E. 随机分组

67. 目的是平衡实验组和对照组混杂因素的是
68. 研究者和研究对象均不知分组情况的是

(69~70题共用备选答案)
A. 戒烟
B. 对患者进行登记

C. 预防和控制肥胖
D. 普查、筛检和定期体检
E. 早期检出并治疗

69. 属于糖尿病一级预防措施的是
70. 属于高血压一级预防措施的

(71~72题共用备选答案)
A. 散发
B. 暴发
C. 流行
D. 大流行
E. 散发或流行

71. 一所中学在一天内突然发生数百名食物中毒病例是疾病流行强度的
72. 一个地区过去每年流感发病率为5%,今年的流感发病率为30%,可以说是疾病流行强度中的

(73~74题共用备选答案)
A. 发散
B. 缓急
C. 收敛
D. 泄降
E. 软坚

73. 甘味药物具有的功能是
74. 酸味药物具有的功能是

(75~76题共用备选答案)
A. 清热凉血,活血散瘀
B. 清热凉血,祛瘀止痛
C. 凉血活血,解毒透疹
D. 凉血止血,泻火解毒
E. 凉血退蒸,清泻肺热

75. 赤芍具有的功效是
76. 牡丹皮具有的功效是

(77~78题共用备选答案)
A. 燥湿健脾,祛风散寒
B. 化湿,解暑,止呕

C. 燥湿温中,除痰截疟
D. 化湿行气,温中止泻,安胎
E. 化湿行气,止呕

77. 草果具有的功效是
78. 砂仁具有的功效是

(79~80题共用备选答案)
A. 细辛
B. 花椒
C. 丁香
D. 小茴香
E. 高良姜

79. 具有散寒止痛,温肺化饮功效的药物是
80. 具有温中止痛,杀虫功效的药物是

(81~82题共用备选答案)
A. 大枣
B. 赤芍
C. 干姜
D. 白芍
E. 甘草

81. 与生姜配伍,能调和营卫的药物是
82. 与桂枝配伍,能调和营卫的药物是

(83~84题共用备选答案)
A. 黄柏
B. 玄参
C. 知母
D. 牡丹皮
E. 地骨皮

83. 既能退虚热,又可治疗温病气分壮热烦渴的药物是
84. 既能退虚热,又可治疗肠痈腹痛的药物是

(85~86题共用备选答案)
A. 补气升阳,益卫固表
B. 大补元气,补脾益肺
C. 补气健脾,燥湿利水
D. 益气养阴,补脾肺肾

E. 补气养阴,清火生津
85. 山药的功效是
86. 黄芪的功效是

(87~88题共用备选答案)
A. 瘀血停滞证
B. 瘀阻胞宫证
C. 气虚血瘀证
D. 下焦蓄血证
E. 膈下血瘀证
87. 桂枝茯苓丸的主治证候是
88. 失笑散的主治证候是

(89~90题共用备选答案)
A. 酸枣仁
B. 熟地
C. 白芍
D. 川芎
E. 柏子仁
89. 酸枣仁汤与四物汤组成中均含有的药物是
90. 酸枣仁汤与天王补心丹组成中均含有的药物是

(91~92题共用备选答案)
A. 枳实、半夏
B. 甘草、大枣
C. 白术、当归
D. 香附、柴胡
E. 枳壳、陈皮
91. 大柴胡汤组成中含有的药物是
92. 蒿芩清胆汤组成中含有的药物是

(93~94题共用备选答案)
A. 清胃滋阴

B. 清胃凉血
C. 滋阴补肾
D. 养血疏肝
E. 滋阴疏肝
93. 一贯煎的功用是
94. 玉女煎的功用是

(95~96题共用备选答案)
A. 心火亢盛证
B. 痰热扰心证
C. 痰蒙心包证
D. 热陷心包证
E. 寒闭证
95. 安宫牛黄丸的主治证是
96. 苏合香丸的主治证是

(97~98题共用备选答案)
A. 止嗽散
B. 定喘汤
C. 小青龙汤
D. 苏子降气汤
E. 麻黄杏仁甘草石膏汤
97. 外感风寒,寒饮内停之咳喘,治宜选用
98. 外感风寒,痰热内蕴之咳喘,治宜选用

(99~100题共用备选答案)
A. 葛根黄芩黄连汤
B. 痛泻要方
C. 白头翁汤
D. 芍药汤
E. 四神丸
99. 赤多白少之热毒痢疾者,治宜选用
100. 赤白相兼之湿热痢疾者,治宜选用

一、A1 型题

答题说明

以下每一道考题下面有 A、B、C、D、E 五个备选答案。请从中选择一个最佳答案。

1. 身发高热,持续不退,并有满面通红,口渴饮冷,大汗出,属于
   A. 表寒证
   B. 半表半里证
   C. 里虚热证
   D. 表热证
   E. 里实热证

2. 睡时汗出,醒则汗止,兼见潮热颧红,属于
   A. 血虚证
   B. 阳虚证
   C. 气滞证
   D. 阴虚证
   E. 气虚证

3. 久病重病,精气极度衰竭,突然一时出现某些神气暂时"好转"的现象,属于
   A. 得神
   B. 神乱
   C. 少神
   D. 假神
   E. 失神

4. 具有沉按实大弦长特征的脉象是
   A. 牢脉
   B. 伏脉
   C. 洪脉
   D. 实脉
   E. 大脉

5. 舌红肿而有齿痕,属于
   A. 脾虚
   B. 阳虚水湿内停
   C. 寒湿内盛
   D. 气虚
   E. 湿热痰浊壅滞

6. 口气酸臭者,属
   A. 口腔不洁
   B. 溃腐脓疡
   C. 食积胃肠
   D. 牙疳
   E. 龋齿

7. 具有脉短如豆,滑数有力特征的脉象是
   A. 滑脉
   B. 数脉
   C. 动脉
   D. 疾脉
   E. 促脉

8. 下列不符合虚证临床表现的是
   A. 腹胀满不减
   B. 五心烦热
   C. 午后微热
   D. 声低息微
   E. 畏寒喜加衣被

9. 形体瘦弱,面色无华,精神不振者,多为
   A. 阳气不足
   B. 阴血不足
   C. 精气不足
   D. 津液不足
   E. 宗气不足

10. 湿热蕴脾与寒湿困脾证的主要区别是
    A. 脘腹胀闷
    B. 恶心欲呕
    C. 纳呆少食
    D. 肢身困重
    E. 舌苔黄腻

11. 以心悸多梦,眩晕肢麻,经少色淡,爪甲不荣为主要表现的证候是

A. 心肝血虚证
B. 心脾气血虚证
C. 肝肾阴虚证
D. 心肾不交证
E. 心肺气虚证

12. 少儿生长发育迟缓,身体矮小,囟门迟闭,智力低下,骨骼痿软,舌淡,脉弱,属
 A. 肾阳虚证
 B. 肾虚水泛证
 C. 肾精不足证
 D. 肾阴虚证
 E. 肾气不固证

13. 腹痛伴里急后重常见于
 A. 细菌性痢疾
 B. 伤寒
 C. 副伤寒
 D. 肠结核
 E. Crohn 病

14. 不规则热常见于
 A. 肺炎球菌肺炎
 B. 疟疾
 C. 风湿热
 D. 霍奇金病
 E. 斑疹伤寒

15. 大咯血常见的病因是
 A. 肺炎
 B. 肺结核
 C. 肺脓肿
 D. 肺肿瘤
 E. 肺梗死

16. 关于现病史,以下哪项说法不正确
 A. 是病史资料中最主要的部分
 B. 是发病全过程的资料
 C. 内容包括主诉
 D. 内容包括病因及诱因
 E. 内容包括伴随症状

17. 胸廓前后径与左右径相等,肋间隙增宽,应考虑为
 A. 鸡胸
 B. 漏斗胸
 C. 桶状胸
 D. 扁平胸
 E. 正常胸廓

18. 左锁骨上淋巴结肿大,应首先考虑的是
 A. 食道癌
 B. 胃癌
 C. 肺癌
 D. 乳腺癌
 E. 生殖腺癌

19. 方颅多见于
 A. 呆小症
 B. 小儿佝偻病
 C. 脑膜炎
 D. 脑积水
 E. 小儿营养不良

20. 心脏浊音界呈梨形增大的是
 A. 三尖瓣关闭不全
 B. 二尖瓣狭窄
 C. 三尖瓣狭窄
 D. 主动脉瓣关闭不全
 E. 二尖瓣关闭不全

21. 肢体可做水平移动但不能抬起,此时的肌力属于
 A. 0 级
 B. 1 级
 C. 2 级
 D. 3 级
 E. 4 级

22. 黄疸患者,胆囊明显肿大,无压痛。应首先考虑的疾病是
 A. 胰头癌
 B. 胰腺炎

C. 胆道蛔虫症
D. 胆囊炎
E. 胆结石

23. 关于七情的表述正确的是
   A. 喜则气缓
   B. 喜则气消
   C. 忧则气上
   D. 悲则气结
   E. 怒则气乱

24. "正气为本"的养生原则包含下列哪项内容
   A. 护肾保精,调理脾肺,清静养神,顺应自然
   B. 护肾保精,调理脾肺,清静养神,慎避邪气
   C. 护肾保精,调神安形,清静养神,慎避邪气
   D. 全面调养,调理脾肺,清静养神,慎避邪气
   E. 预防为主,护肾保精,调理脾肺,清静养神

25. Ⅲ级站立平衡训练是指
   A. 不受外力前提下保持独立站立姿势的训练
   B. 无身体动作的前提下保持独立站立姿势的训练
   C. 在站立姿势下抵抗外力保持身体平衡的训练
   D. 在站立姿势下外力支撑情况下保持身体平衡的训练
   E. 在站立姿势下,独立完成身体重心转移、躯干运动等并保持平衡的训练

26. 汉语失语成套测验(ABC)的检查内容不包括
   A. 口语表达
   B. 听理解
   C. 阅读
   D. 书写

E. 唇的活动度

27. 下列关于针灸疗法,错误的是
   A. 小儿囟门未合时,头顶部的腧穴不宜刺灸
   B. 妇女怀孕3个月以内者可以刺灸小腹部的腧穴
   C. 皮肤感染、溃疡、瘢痕的部位不宜刺灸
   D. 眼区穴和项部的风府、哑门等穴不宜大幅度提插、捻转和长时间留针
   E. 针刺颈部的天突穴时,应注意针刺角度、方向和深度,避免刺伤气管、主动脉弓

28. 进行关节活动度测定的注意事项不包括
   A. 保持正确体位
   B. 被动运动关节时手法要柔和
   C. 注意保暖,避免充分暴露关节
   D. 防止邻近关节的代偿动作
   E. 应注意避免在运动后立即评定关节活动度

29. 可以增强手部肌力的训练是
   A. 捏黏土或橡皮泥
   B. 珠算
   C. 拉锯
   D. 踏功率自行车
   E. 医疗体操

30. 病原体侵入人体后,仅引起机体发生特异性的免疫应答,临床上不显出任何症状、体征及生化改变。此种表现属于
   A. 病原体被清除
   B. 隐性感染
   C. 显性感染
   D. 病原携带状态
   E. 潜伏性感染

31. 根据急性传染病病程发展的阶段性,传染病的临床分期为
   A. 前驱期、出疹期、恢复期
   B. 初期、极期、恢复期

C. 潜伏期、前驱期、症状明显期、恢复期
D. 体温上升期、极期、体温下降期
E. 早期、中期、晚期

32. 下列哪项不属于传染源
    A. 患者
    B. 病原携带者
    C. 隐性感染者
    D. 易感者
    E. 受感染的动物

33. 治疗伤寒慢性带菌者,首选的抗菌药物是
    A. 氯霉素
    B. 磺胺嘧啶
    C. 四环素
    D. 氟喹诺酮类
    E. 红霉素

34. 人禽流感的主要传播途径是
    A. 接触传播
    B. 血液传播
    C. 粪－口传播
    D. 虫媒传播
    E. 飞沫传播

35. 下列有关消毒方法的描述,不正确的是
    A. 微波消毒属高效消毒法
    B. 异丙醇属中效消毒法
    C. 通风换气属低效消毒法
    D. 高效消毒可杀灭一切微生物
    E. 病原体及消毒方法相同,在不同的物品上消毒效果相同

36. 人们在遇到压力、痛苦、困境、困扰时引起自杀的主要原因是
    A. 不想应对遇到的应激源
    B. 已排除遇到的应激源
    C. 难以应对遇到的应激源
    D. 无意识遇到的应激源
    E. 想超越遇到的应激源

37. 患者体验到某种观念和冲突来源与自身,但违背自己意愿,极力抵抗却无法控制
    A. 违拗症
    B. 癔症
    C. 强迫症
    D. 精神分裂症
    E. 人格障碍

38. 培养儿童自制力的关键时期是
    A. 2～3岁
    B. 5～7岁
    C. 学龄前期
    D. 学龄中期
    E. 学龄后期

39. 患者能从治疗性医患关系中感到受重视、真诚、理解、协调、信赖,患者在直接经验、平等协作,促进成长的治疗方式中实现态度和行为的转变。这种心理治疗方法称为
    A. 精神分析法
    B. 自由联想法
    C. 放松训练法
    D. 合理情绪法
    E. 患者中心法

40. "无论至于何处,遇男遇女,贵人奴婢,我之唯一目的,是为病家谋利益"出自
    A. 《纪念白求恩》
    B. 《阁逻迦集》
    C. 《希波克拉底誓言》
    D. 《广济医刊》
    E. 《迈蒙尼提斯祷文》

41. 医疗伤害包括
    A. 技术性人为伤害
    B. 技术性、行为性、经济性伤害
    C. 技术性人身伤害
    D. 技术性行为伤害
    E. 技术性经济伤害

42. 在体格检查中,医生应遵循的道德要求不

包括
A. 全面系统、认真细致
B. 关心体贴、减少痛苦
C. 尊重患者、心正无私
D. 动作适度、耐心细致
E. 方法简便、提高效果

43. 医学道德评价的依据应是
A. 积极与消极、目的与方法的结合
B. 动机与效果、目的与手段的结合
C. 有效与合理、形式与方法的统一
D. 动机与效果、方法与形式的统一
E. 目的与手段、效果与方法的结合

44. 下列选项中,属于中外医学史上共同医德思想的是
A. 为医目的是生活为务
B. 为医原则是医乃仁术
C. 医德基础是凭借技术
D. 医德规范是各种层次的
E. 价值观念是重利轻义

45. 下列哪项属于行政处罚
A. 赔礼道歉
B. 降级
C. 撤职
D. 罚款
E. 赔偿损失

46. 执业医师的合法处方权是
A. 大学毕业后即取得
B. 实习一年后即取得
C. 医师资格考试合格后取得

D. 在经注册的执业地点取得
E. 到任何聘用单位就有的

47. 处方药品名称书写应以
A. 英文名称为准
B. 《中国药典》名称为准
C. 商品名称为准
D. 缩写名称为准
E. 简写名称为准

48. 以不正当手段取得医师执业证书,由发给证书的卫生行政部门给予的行政处罚是
A. 批评教育
B. 停业整顿
C. 吊销执业证书
D. 降级、降职
E. 警告、记过

49. 制定《中华人民共和国中医药条例》的核心目的是
A. 保护人体健康
B. 保护传统医药学
C. 发展传统医药学
D. 继承、创新中医药
E. 保持中医药特色

50. 医疗机构从业人员分为几个类别
A. 3个
B. 4个
C. 5个
D. 6个
E. 7个

二、B1型题

答题说明

以下提供若干组考题,每组考题共用在考题前列出的A、B、C、D、E五个备选答案。请从中选择一个与问题关系最密切的答案。某个备选答案可能被选择一次、多次或不被选择。

(51~52题共用备选答案)
A. 脾胃气虚

B. 气血不足
C. 阴寒凝滞

D. 寒湿阻郁
E. 湿热熏蒸

51. 面目一身俱黄,黄而鲜明如橘子色的病因是
52. 面目一身俱黄,黄而晦暗如烟熏的病因是

(53~54题共用备选答案)
A. 肝、胆
B. 脾、胃
C. 心、肺
D. 肾
E. 大肠

53. 舌边所反映的脏腑是
54. 舌根所反映的脏腑是

(55~56题共用备选答案)
A. 病室血腥味
B. 病室腐臭气
C. 病室尿臊气
D. 病室尸臭气
E. 病室烂苹果气

55. 肾衰患者的病室气味是
56. 消渴病患者的病室气味是

(57~58题共用备选答案)
A. 实证转虚
B. 虚证转实
C. 热证转寒
D. 由表入里
E. 由里出表

57. 麻疹初期,疹不出而见发热、喘咳、烦躁等症,待疹出后则烦热、咳喘消除,此属
58. 感受外邪,先有恶寒发热、脉浮紧等症,继而但发热不恶寒,舌红苔黄,脉洪数,此属

(59~60题共用备选答案)
A. 血虚证
B. 血瘀证
C. 血寒证
D. 血热证
E. 血亏证

59. 前胸憋闷疼痛,面色暗沉,舌下静脉曲张粗大色紫,脉弦,为
60. 月经后期,经前腹痛,得温则疼痛缓解,舌淡紫,脉弦,为

(61~62题共用备选答案)
A. 一息四五至
B. 一息四至
C. 一息五至以上
D. 一息七至以上
E. 一息不足四至

61. 疾脉的脉象为
62. 缓脉的脉象为

(63~64题共用备选答案)
A. 呃逆
B. 咳喘
C. 腹胀
D. 心悸
E. 眩晕

63. 肝气上逆可见
64. 肺气上逆可见

(65~66题共用备选答案)
A. 肝火上炎
B. 肝阳上亢
C. 肝阴不足
D. 肝气郁结
E. 肝阳化风

65. 患者眩晕耳鸣,头目胀痛,面红目赤,急躁易怒,腰膝酸软,头重足轻,舌红,脉弦细数。属于
66. 患者眩晕欲仆,头重脚轻,筋惕肉瞤,肢麻震颤,腰膝酸软,舌红苔薄白,脉弦细。属于

(67~68题共用备选答案)
A. 太阳中风证
B. 太阳伤寒证
C. 太阳蓄水证
D. 太阳蓄血证

E. 少阳证
67. 以恶寒发热,无汗,头身疼痛,脉浮紧为临床表现的证候是
68. 以发热恶风,汗出,脉浮缓为临床表现的证候是

(69～70题共用备选答案)
A. 37.5～38℃
B. 38.1～39℃
C. 39.1～40℃
D. 39.1～41℃
E. >41℃
69. 高热是指体温
70. 超高热是指体温

(71～72题共用备选答案)
A. 左心室肥大
B. 右心室肥大
C. 左心房肥大
D. 右心房肥大
E. 左右心室肥大
71. 心尖搏动向左下方移位的是
72. 心尖搏动向左移位的是

(73～74题共用备选答案)
A. 急性肺水肿
B. 支气管扩张症
C. 肺炎链球菌肺炎
D. 肺结核
E. 支气管哮喘
73. 双肺满布哮鸣音的是
74. 双肺满布干湿啰音的是

(75～76题共用备选答案)
A. 移动性浊音阳性
B. 麦氏点压痛阳性
C. 墨菲征阳性
D. 振水音阳性
E. 脾大、液波震颤阳性
75. 肝硬化晚期多出现
76. 幽门梗阻可出现

(77～78题共用备选答案)
A. 胸骨左缘第二肋间隙
B. 胸骨右缘第二肋间隙
C. 胸骨左缘近剑突处
D. 胸骨右缘第三四肋间隙
E. 胸骨左缘第三四肋间隙
77. 主动脉瓣第二听诊区在
78. 肺动脉瓣听诊区在

(79～80题共用备选答案)
A. 滑动触诊法
B. 浅部触诊法
C. 双手对应触诊法
D. 深压触诊法
E. 冲击触诊法
79. 触诊腹部肿块
80. 腹水患者触诊肝脏

(81～82题共用备选答案)
A. 一过性尿糖阳性
B. 生理性血糖升高
C. 病理性血糖升高
D. 生理性血糖降低
E. 病理性血糖降低
81. 胰岛B细胞瘤可见
82. 糖尿病可见

(83～84题共用备选答案)
A. 慢性肾衰竭
B. 肾病综合征
C. 急性肾炎
D. 肾盂肾炎
E. 急性肾小管坏死
83. 尿中出现红细胞管型最常见于
84. 尿中出现脂肪管型最常见于

(85～86题共用备选答案)
A. 胃肠穿孔
B. 肠梗阻
C. 溃疡性结肠炎
D. 结肠癌

E. 消化性溃疡
85. 立位 X 线检查可见两侧膈下有弧形或半月形透亮气体影的是
86. 立位 X 线检查可见肠管扩张,呈阶梯状气液平的是

(87~88 题共用备选答案)
A. 孤独儿童行为检查量表
B. HRB-RC 测验
C. 韦氏记忆量表
D. 韦氏智力量表
E. 汉密尔顿抑郁量表
87. 用于 7 岁以上儿童及成人记忆检查的是
88. 用于 8 个月~8 岁年龄的是

(89~90 题共用备选答案)
A. 伤寒
B. 血吸虫病
C. 流感
D. 流脑
E. 秋季腹泻
89. 首选青霉素治疗
90. 首选诺氟沙星治疗

(91~92 题共用备选答案)
A. 病程超过 2 月
B. 病程超过 2 周
C. 病程超过 1 年
D. 病程超过 1 月
E. 病程超过半年
91. 慢性肝炎
92. 慢性菌痢

(93~94 题共用备选答案)
A. 蚊虫媒介传播
B. 体液传播
C. 呼吸道传播
D. 皮肤黏膜接触传播
E. 消化道传播
93. 流感的主要传播途径是
94. 伤寒的主要传播途径是

(95~96 题共用备选答案)
A. 认知过程障碍
B. 意志障碍
C. 情感过程障碍
D. 行为障碍
E. 心因性精神障碍
95. 知觉障碍、注意障碍、自知力障碍属于
96. 兴奋状态、木僵状态、违拗症属于

(97~98 题共用备选答案)
A. 自主原则
B. 公正原则
C. 互助精神
D. 社会的医德规范体系
E. 有利于患者疾病的缓解、治疗和康复
97. 医德评价的标准是
98. 评价医务人员医德行为的最根本的标准是

(99~100 题共用备选答案)
A.《药品经营许可证》
B.《药品生产许可证》
C.《医疗机构制剂许可证》
D. 药品注册商标
E. 药品批准文号
99. 企业生产中药饮片应具有
100. 生产中成药应有国务院药品监督管理部门发给的

一、A2 型题

答题说明

以下每一道考题下面有 A、B、C、D、E 五个备选答案。请从中选择一个最佳答案。

1. 患者身热,微恶风寒,发热,少汗,头痛身沉,心烦,口干口燥,干咳少痰,咽痒,鼻干涕黏,舌红少苔,脉细数。其诊断是
   A. 气虚感冒
   B. 阴虚感冒
   C. 风寒感冒
   D. 风湿感冒
   E. 风热感冒

2. 患者上气咳逆阵作,咳时面赤,咽干口苦,常感痰滞咽喉而咯之难出,量少质黏,胸胁胀痛,咳时引痛,随情绪波动而增减,舌红苔薄黄少津,脉弦数。其诊断是
   A. 外感咳嗽
   B. 内伤咳嗽
   C. 哮病
   D. 感冒
   E. 肺胀

3. 患者喉中痰鸣如吼,喘而气粗息涌,胸高胁胀,咳呛阵作,咳痰色黄,黏浊稠厚,排吐不利,口苦,口渴喜饮,汗出,面赤,舌质红苔黄腻,脉滑数。其诊断是
   A. 哮病
   B. 咳嗽
   C. 感冒
   D. 肺胀
   E. 喘证

4. 患者,男,50 岁。患咳喘日久,动则喘咳加重,呼多吸少,气不得续,形瘦神疲,面红烦躁,口咽干燥,足冷,汗出如油,舌红少津,脉细数。治疗应首选
   A. 六味地黄丸
   B. 金匮肾气丸

C. 参蛤散
D. 七味都气丸合生脉散
E. 左归丸

5. 患者,女,62 岁。胸痛发作 3 小时,现以胸闷痛为主,气短喘促,痰黄黏,形体肥胖,舌暗红,苔黄厚腻,脉滑数。治疗应首选
   A. 丹参饮
   B. 瓜蒌薤白白酒汤
   C. 小陷胸汤
   D. 瓜蒌薤白半夏汤
   E. 苏合香丸

6. 患者,男,55 岁。胸闷,心前区时时微痛,肢体沉重,阴雨天发作较频,伴倦怠乏力,形体肥胖,舌体胖大,苔浊腻,脉滑。辨证为
   A. 痰浊闭阻
   B. 心肾阳虚
   C. 气滞心胸
   D. 心血瘀阻
   E. 气阴两虚

7. 患者,男,25 岁。大量食用冷饮后出现胃痛暴作,恶寒喜暖,得温痛减,遇冷加重,口淡不渴,舌苔薄白,脉弦紧。治宜
   A. 疏肝理气,和胃止痛
   B. 滋阴益胃,和中止痛
   C. 温中健脾,和胃止痛
   D. 温胃散寒,理气止痛
   E. 消食导滞,和胃止痛

8. 患者泄泻腹痛,泻下急迫,粪色黄褐而臭,肛门灼热,烦热口渴,小便短赤,舌苔黄腻,脉滑数。其治法是
   A. 消食导滞

B. 泄热导滞
C. 清热利湿
D. 通腑泄热
E. 通腑消食

9. 患者,男,50岁。突然昏倒不醒人事,面色潮红,紫红,继之转为青紫,口唇青紫,牙关紧闭,两目上视,项背强直,四肢抽搐,口吐涎沫,喉中痰鸣,二便失禁,移时苏醒,一如常人。舌质红,苔黄腻,脉弦滑。属于
   A. 阴痫
   B. 风痰闭阻
   C. 肝肾阴虚
   D. 阳痫
   E. 痰火扰神

10. 患者眩晕耳鸣,头目胀痛,口苦,失眠多梦,遇烦劳郁怒而加重,颜面潮红,急躁易怒,肢麻震颤,舌红,苔黄,脉弦数。治宜选用
    A. 龙胆泻肝汤
    B. 知柏地黄丸
    C. 半夏白术天麻汤
    D. 芎芷石膏汤
    E. 天麻钩藤饮

11. 患者,男,45岁。两胁隐痛1年,右侧为甚,易疲倦,遇劳加重,渐至口干舌燥,眩晕不寐,心中烦热,舌红少苔,脉细弦而数。治疗宜选
    A. 芍药甘草汤
    B. 一贯煎
    C. 复元活血汤
    D. 柴胡疏肝散
    E. 玉女煎

12. 患者,女,62岁。身肿1个月,腰以下为甚,脘腹胀闷,纳呆便溏,面色萎黄,神倦,肢冷畏寒,尿少,舌淡,苔白腻,脉沉弱。应辨证为

A. 脾阳虚衰
B. 水湿浸渍
C. 脾虚失运
D. 肾气虚衰
E. 脾肾两虚

13. 患者,女,60岁。吸烟35年。咳嗽咳痰10年,近年来常伴有喘息性不适。肺部听诊可闻及哮鸣音。肺功能测定:通气功能正常。应诊断为
    A. 支气管哮喘
    B. 单纯型慢性支气管炎
    C. 慢性阻塞性肺疾病
    D. 喘息型慢性支气管炎
    E. 慢性肺源性心脏病

14. 患者,女,25岁。1个月前曾患泌尿系感染,服用阿莫西林治疗1周后,未就诊自行停药。后突发寒战,高热,腰痛,尿频,尿痛1天,T 39.5℃,两侧肋腰点压痛。尿常规示WBC满视野。治宜选用
    A. 喹诺酮类治疗1周后复查
    B. 继续应用阿莫西林治疗
    C. 留取尿,培养标本后,给予头孢唑啉钠
    D. 留取尿,培养标本后,给予呋喃妥因口服
    E. 给予氨基糖苷类抗生素

15. 患者,男,60岁。身高170cm,体重60kg,糖尿病史10年,一直服甲苯磺丁脲(D860)治疗。近来发现ALT(GPT)增高,A/G倒置,尿糖(+++),蛋白(++),血糖15mmol/L,BUN 10mmol/L。最佳治疗方案是
    A. 优降糖+胰岛素
    B. 降糖灵+糖适平
    C. 糖适平+降糖平
    D. 胰岛素+降糖平
    E. 胰岛素+二甲双胍

16. 患者,男,48岁。上腹部无规律胀痛3年余,常因饮食不当而发作,偶有反酸、嗳气。心血管检查无异常。应首先考虑的是
   A. 慢性胆囊炎
   B. 心绞痛
   C. 胃溃疡
   D. 胃癌
   E. 慢性胃炎

17. 患者,男,65岁。既往有高血压病病史,与家人吵架后突然出现一侧肢体偏瘫、该侧深浅感觉均有障碍,上视不能。最可能的诊断是
   A. 壳核出血
   B. 丘脑梗死
   C. 壳核梗塞
   D. 丘脑出血
   E. 尾状核出血

18. 患者,男,71岁。嗜烟50年。近1个多月因咳嗽性质改变,变为干咳,并出现血痰,胸闷明显,右胸隐痛。就诊时高度怀疑其患肺癌,应首选的检查是
   A. 纤维支气管镜
   B. 胸部X线正侧位照片
   C. 血常规
   D. 肺功能
   E. 核磁共振显像

19. 患者,男,56岁。有血尿,膀胱镜见膀胱右侧壁有一2.5cm×1.0cm新生物,有蒂,距右输尿管口3cm,活检诊断为移行细胞癌T_1期。首选的治疗方法是
   A. 膀胱灌注化疗
   B. 经尿道膀胱肿瘤电切术
   C. 膀胱部分切除术
   D. 膀胱全切除
   E. 放疗

20. 患者,男,65岁。陈旧性广泛前壁心肌梗死7年,活动后胸闷、心悸、气短2年,近1周出现夜间阵发性呼吸困难。查体:端坐呼吸,BP 160/90mmHg,P 120次/分。P_2亢进,心脏各瓣膜区未闻及杂音。双肺底可闻及细湿啰音,双肺散在哮鸣音。腹平软,肝脾肋下未触及,双下肢无水肿。空腹血糖4.2mmol/L。心电图:V_1~V_6导联ST段压低0.05~0.1mV。血清肌钙蛋白Ⅰ正常。最可能的诊断是
   A. 气道梗阻
   B. 肺动脉栓塞
   C. 支气管哮喘
   D. 急性心肌梗死
   E. 急性左心衰竭

21. 患者,男,68岁。排便时胸闷,随即跌倒,呼之不应,皮肤发绀。最有助于确诊心脏骤停的临床表现是
   A. 意识丧失
   B. 呼吸停止
   C. 皮肤发绀
   D. 心音消失
   E. 桡动脉搏动消失

22. 患者,女,40岁。双乳肿块疼痛,月经前加重,经后减轻。肿块大小不等,形态不一。伴乳头溢液,月经不调,腰酸乏力,舌淡苔白,脉弦细。其证候是
   A. 肝郁痰凝
   B. 肝气郁结
   C. 冲任失调
   D. 肝郁火旺
   E. 肝郁脾虚

23. 患儿,男,6岁。因头皮瘙痒并脱发斑2周就诊。查体:头皮散在5~6处1~2cm直径大小的脱发斑,表面少许鳞屑,并可见长约2~4mm断发,其外周有白鞘。应考虑

的疾病是

A. 黄癣

B. 白癣

C. 黑点癣

D. 斑秃

E. 脓癣

24. 患者,男,76岁。小便失禁,精神倦怠,少气懒言。面色无华,舌淡苔薄白,脉弱无力,诊断为前列腺增生症。其证候是

A. 肾阳不足,气化失权

B. 肺失治节,水道不利

C. 湿热下注,膀胱涩滞

D. 肾阴不足,水液不利

E. 中气下陷,膀胱失约

25. 患者,男,48岁。曾因痔疮间断有大便带血。近2个月来,大便持续性带血,并伴大便习惯改变。需首先进行的最简便有效的检查是

A. 腹部B超

B. 钡灌肠

C. 纤维结肠镜检查

D. 直肠指诊

E. 腹部CT

26. 患者,女,17岁。面、鼻部痤疮,用手指挤压,有米粒样白色脂栓挤出,颜面潮红,舌红苔薄黄,脉细数。治疗应首选

A. 枇杷清肺饮

B. 桑菊饮

C. 银翘散

D. 消风散

E. 防风通圣散

27. 患者,女,23岁。月经周期时或提前,时或延后,经量或多或少,色暗红有块,小腹胀满,胸胁乳房胀而疼痛,苔薄,脉弦。其治法是

A. 疏肝理气,活血调经

B. 疏肝解郁,活血调经

C. 疏肝解郁,理气调经

D. 疏肝清热,理气调经

E. 疏肝清热,凉血调经

28. 患者,女,20岁。初潮18岁,周期一直不规则,现阴道突然下血,量多如崩,色淡红,5天后量减,淋漓不净又已10余日,面色晦暗,纳差便溏,舌淡苔薄,脉沉细。其治法是

A. 滋肾固阴,养血调经

B. 温肾止血,养血调经

C. 益气固本,养血止血

D. 清热凉血,养血止血

E. 祛瘀止血,活血调经

29. 患者,女,26岁。产后乳汁正常,与家人生气后,乳汁骤减,乳汁稠,乳房胀硬而痛,精神抑郁,胸胁胀痛,食欲减退,舌暗红,苔薄黄,脉弦数。其诊断是

A. 产后缺乳,气血虚弱证

B. 产后缺乳,肝郁气滞证

C. 产后缺乳,痰浊阻滞证

D. 乳痈,气滞热壅证

E. 产后抑郁症,肝气郁结证

30. 患者,女,24岁。产后不慎感寒,遍身疼痛,痛处游走不定,宛如针刺,肢体关节肿胀、麻木栓塞、重着,关节屈伸不利,恶风怕冷,舌质淡红,苔白腻,脉细濡。治疗应首选

A. 黄芪桂枝五物汤

B. 独活寄生汤

C. 养荣壮肾汤

D. 身痛逐瘀汤

E. 三仁汤

31. 患者,女,35岁。在某个体诊所行人工流

产术,1周后仍出血量多,发热,下腹部胀满,疼痛拒按,带下量多,色黄,质稠,味臭秽,大便干结,小便短赤,舌红有瘀点,苔黄厚,脉弦滑。治疗应首选
A. 普济消毒饮
B. 大黄牡丹汤
C. 仙方活命饮
D. 五味消毒饮
E. 黄连解毒汤

32. 患儿,女,6岁。发热烦躁,咳嗽而喘,呼吸困难,气急鼻扇,张口抬肩,口唇紫红,面赤口渴,喉间痰鸣,声如拽锯,舌质红,舌苔黄腻,脉象弦滑。应诊断为
A. 肺炎喘嗽,风热闭肺型
B. 肺炎喘嗽,痰热闭肺型
C. 肺炎喘嗽,毒热闭肺型
D. 热性哮喘
E. 痰热咳嗽

33. 患儿,男,7岁。面色萎黄,夜睡不安,不思乳食,食则饱胀,腹满喜按,呕吐酸馊,大便溏薄酸臭,舌苔白腻,脉沉细而滑,指纹青淡。治疗应首选
A. 健脾丸
B. 木香大安丸
C. 保和丸
D. 香砂养胃丸
E. 消乳丸

34. 患儿,男,5岁。泻下稀薄如水注,粪色深黄而臭,腹部时感疼痛,食欲不振,肢体倦怠,不发热,口渴,小便短黄,舌苔黄腻。治疗应首选
A. 参苓白术散
B. 附子理中汤
C. 葛根芩连汤
D. 保和丸
E. 藿香正气散

35. 患儿,男,9岁。水肿多自眼睑开始,继而四肢,来势迅速,颜面为甚,皮肤光亮,按之凹陷即起,尿少并有发热、恶风、咳嗽,苔薄白,脉浮。应诊断为
A. 急性肾小球肾炎,湿热内侵型
B. 急性肾小球肾炎,水凌心肺型
C. 急性肾小球肾炎,风水相搏型
D. 肾病综合征,肺脾气虚型
E. 肾病综合征,脾肾阳虚型

36. 患儿,女,6岁。发热恶风,喷嚏流涕,轻微咳嗽,倦怠纳差,疹色浅红,起于头面、躯干,迅及四肢,分布均匀,2~3天消退,耳后及枕部淋巴结肿大,舌红,苔薄白。治疗应首选
A. 桑菊饮
B. 银翘散
C. 透疹凉解汤
D. 清解透表汤
E. 宣毒发表汤

37. 患者,男,22岁。头痛,以前头部为主,疼痛阵作,痛如锥刺,每当劳累时疼痛加重,舌苔薄,脉弦。针灸治疗应首选
A. 后顶、天柱、昆仑、阿是穴
B. 百会、通天、行间、阿是穴
C. 上星、头维、合谷、阿是穴
D. 通天、头维、太冲、阿是穴
E. 头临泣、目窗、前顶、阿是穴

38. 患者,男,45岁。5年来,胃脘部经常反复发作性疼痛。表现为隐隐作痛,喜温喜按,纳差神疲,大便溏,苔白,脉弱。针灸治疗应首选
A. 中脘、内关、足三里、太冲、合谷
B. 中脘、内关、足三里、梁门、建里
C. 中脘、足三里、膈俞、公孙、三阴交
D. 中脘、足三里、脾俞、胃俞、关元
E. 中脘、足三里、脾俞、胃俞、内庭

39. 患者,男,40岁。1周前出差四川,工作紧张之余,尽享辛辣美味。归京后一直未临厕,兼见烦渴,口臭喜冷,脉滑实,苔黄燥,急求针灸通便。针灸治疗应首选
   A. 上巨虚、天枢、支沟、合谷、曲池
   B. 上巨虚、天枢、支沟、中脘、行间
   C. 上巨虚、天枢、支沟、脾俞、胃俞
   D. 上巨虚、天枢、支沟、神阙、气海
   E. 上巨虚、天枢、支沟、三阴交、足三里

40. 患者,女,23岁。2年前经期淋雨后出现痛经。经期腹痛拒按,经色紫红有块,得暖痛减,舌淡苔白,脉沉。针灸治疗应首选
   A. 肾俞、大赫、命门、关元
   B. 肾俞、肝俞、太溪、太冲
   C. 中极、地机、次髎、归来
   D. 中极、地机、太冲、三阴交
   E. 中极、关元、次髎、地机

41. 患者,男,55岁。患者3天前自觉右胁背部疼痛,并逐渐出现疱疹,呈现带状分布,疼痛较剧,口干苦,大便干,小便黄,脉弦,舌红苔黄。针灸治疗应首选
   A. 手足阳明经
   B. 局部阿是穴及相应夹脊穴
   C. 手足太阳经
   D. 手足太阴经
   E. 手足厥阴经

42. 患者,女,31岁。右侧牙痛3天,龈肿,痛剧,伴口臭,口渴,大便3日未行,舌苔黄,脉洪。治疗除颊车、下关穴外,还应加
   A. 外关、风池
   B. 太溪、行间
   C. 中渚、养老
   D. 合谷、内庭
   E. 太冲、曲池

43. 患者右眼碜涩灼热,羞明流泪,眼眵稀薄,胞睑微红,白睛红赤,点片状溢血,发热头痛,鼻塞,流清涕,耳前颌下可扪及肿核,舌质红,苔薄黄,脉浮数。治疗应首选
   A. 龙胆泻肝汤
   B. 银翘散
   C. 地黄饮子
   D. 驱风清热饮子
   E. 普济消毒饮

44. 患者,男,59岁。视物昏花,视力缓降,晶珠混浊,头昏耳鸣,少寐健忘,腰酸腿软,口干,舌红少苔,脉细。其辨证是
   A. 肝肾不足
   B. 脾气虚弱
   C. 肝热上扰
   D. 风热并重
   E. 气血亏虚

45. 患者,男,43岁。鼻痒打喷嚏,鼻塞流清涕,嗅觉减退,恶风怕冷,面色苍白,气短自汗,舌质淡,苔薄白,脉虚弱。检查见鼻腔黏膜苍白水肿,双下鼻甲尤甚,鼻内清稀分泌物。其治法是
   A. 健脾补气,升阳通窍
   B. 温肺散寒,益气固表
   C. 温肾壮阳,补肺止涕
   D. 清宣肺气,通利鼻窍
   E. 清热散邪,宣肺通窍

46. 患者,男,65岁。咽喉肿胀,疼痛剧烈,喉中痰鸣,声如拽锯,声音嘶哑,憎寒壮热,汗出如雨,口干欲饮,便秘尿赤,舌质红绛,苔黄,脉数。检查见咽喉极度红肿,会厌红肿明显,痰涎多,鼻翼扇动,天突、缺盆、肋间及上腹部在吸气时出现凹陷。治疗应首选
   A. 清咽利膈汤
   B. 黄连解毒汤
   C. 清瘟败毒饮
   D. 疏风清热汤

E. 六味汤

47. 患者,女,60 岁。不慎跌倒,右手背着地,当即右腕肿痛,腕下垂,活动受限。其诊断是
   A. Colles 骨折
   B. Smith 骨折
   C. 尺神经损伤
   D. 桡神经损伤
   E. 腕关节脱位

48. 患者,男,56 岁。颈肩痛 1 个月,并向右手放射,右手拇指痛觉减弱,肱二头肌肌力弱。初步诊断是
   A. 颈椎病
   B. 肩周炎
   C. 肩袖综合征
   D. 臂丛神经炎
   E. 颈部劳损

49. 患者,男,40 岁。外伤后腰痛伴右下肢麻木 2 周。查体:腰部活动受限,右小腿外侧感觉减退,疑有腰椎间盘突出症。最有诊断价值的检查方法是
   A. X 线片
   B. 透视
   C. 肌电图
   D. 放射性核素骨扫描
   E. CT

50. 患者,男,70 岁。上、下楼梯时双膝关节疼痛 2 年。查体:双手远端指间关节背侧可见希伯登氏(Heberden)结节,双膝活动有摩擦感。实验室检查:ESR 正常,RF 15IU/mL(正常<20 IU/mL)。最可能的诊断是
   A. 痛风性关节炎
   B. 风湿性关节炎
   C. 类风湿关节炎
   D. 骨关节炎
   E. 半月板损伤

二、A3/A4 型题

答题说明

以下提供若干个案例,每个案例下设若干考题。请根据各考题题干所提供的信息,在每题下面的 A、B、C、D、E 五个备选答案中选择一个最佳答案。

(51~53 题共用题干)

患者,男,45 岁。素日咳嗽吐痰,反复发作,早晨咳嗽加剧,咳声重浊,痰出咳减,痰多黏腻色白,进食肥甘生冷之食,咳嗽加重,伴胸闷脘痞,食少神疲,大便时溏,苔白腻,脉濡滑。

51. 本病辨证为
   A. 痰湿咳嗽
   B. 风寒咳嗽
   C. 痰热咳嗽
   D. 肝火咳嗽
   E. 风热咳嗽

52. 治疗应首选
   A. 桑杏汤
   B. 清金化痰汤
   C. 二陈汤合三子养亲汤
   D. 止嗽散
   E. 桑菊饮

53. 若患者久病脾虚,宜加
   A. 麦冬、玉竹、地骨皮、桑白皮
   B. 石膏、知母、天花粉、沙参
   C. 党参、白术、炙甘草
   D. 黄芩、栀子、知母、桑白皮
   E. 桑叶、菊花、连翘、薄荷

(54~57 题共用题干)

患者,男,37 岁。喘促短气,气怯声低,喉

有鼾声,咳声低弱,痰吐稀薄,自汗畏风,舌质淡红,脉软弱。

54. 其证候是
A. 风寒袭肺
B. 痰浊阻肺
C. 肺气虚耗
D. 肾虚不纳
E. 正虚喘脱

55. 其治法是
A. 补肺益气
B. 补肾纳气
C. 扶阳固脱,镇摄肾气
D. 祛痰降逆
E. 麻杏石甘汤

56. 治疗应首选
A. 金匮肾气丸
B. 参附汤
C. 宣肺散寒
D. 补肺汤合玉屏风散
E. 三子养亲汤

57. 若患者咳呛,痰少质黏,烦热而渴,咽喉不利,面颧潮红,舌苔花剥,脉细数。治疗应首选
A. 射干麻黄汤
B. 平喘固本汤
C. 定喘汤
D. 三子养亲汤
E. 生脉散

(58~60题共用题干)

患者,女,40岁。自诉排便困难3年,近1个月加重。大便干如羊屎状,形体消瘦,常感觉咽干口燥,腰膝无力,舌红苔少,脉细。

58. 应诊断为
A. 积聚
B. 便秘
C. 鼓胀
D. 消渴
E. 虚劳

59. 辨证为
A. 气虚
B. 血虚
C. 阴虚
D. 阳虚
E. 气滞

60. 治法为
A. 养血润燥
B. 滋阴通便
C. 温阳通便
D. 补气润肠
E. 顺气导滞

(61~63题共用题干)

患者,男,61岁。曾患有"急性广泛前壁心肌梗死",近日心悸胸闷,面色苍白,气短,四肢发凉,舌淡苔白,脉沉弱。

61. 此病例治当
A. 滋阴补肾
B. 补血养心
C. 健脾益气
D. 温补心阳
E. 温阳行水

62. 若迁延失治,而见心悸,眩晕,脘痞纳呆,形寒肢冷,渴不欲饮,小便短少,舌淡苔水滑,脉弦滑。治宜选用
A. 炙甘草汤
B. 桂枝甘草龙骨牡蛎汤
C. 归脾汤
D. 桃红四物汤
E. 苓桂术甘汤

63. 若病情变化,出现心悸喘咳,不能平卧,小便不利,下肢浮肿,畏寒肢冷,舌淡苔水滑,脉弦滑。此时应辨证为
A. 心脾两虚,血不养心
B. 肾阳虚衰不能制水,水气凌心
C. 脾气虚弱,健运失司
D. 肺气不足,通调水道失司
E. 脾肾阳虚,水饮内停

(64~69题共用题干)

患者,男,49岁。素有高血压,近月余眩晕、耳鸣、头目胀痛,伴口苦心烦,失眠多梦,遇情志不遂而加重,心悸易怒,舌红苔黄,脉弦数。

64. 其诊断为
A. 中风
B. 头痛
C. 感冒
D. 眩晕
E. 耳鸣

65. 其辨证为
A. 肝阳上亢
B. 瘀血阻窍
C. 痰湿中阻
D. 气血亏虚
E. 肾精不足

66. 其治法为
A. 息风开窍
B. 泻肝清热
C. 镇肝息风
D. 疏肝清热
E. 平肝潜阳,清火息风

67. 其选方为
A. 银翘散
B. 镇肝熄风汤
C. 龙胆泻肝汤
D. 天麻钩藤饮
E. 滋肾通关丸

68. 若患者目赤便秘,可加
A. 大黄、黄柏
B. 枳实、厚朴
C. 当归龙荟丸
D. 生地、枳实
E. 槟榔、枳壳

69. 若患者眩晕剧烈,手足麻木,可加
A. 羌活、川芎
B. 黄芩、夏枯草
C. 丹皮、生地

D. 僵蚕、地龙
E. 羚羊角、石决明、龙骨、牡蛎

(70~72题共用题干)

患者,男,50岁。高热后突然神情恍惚,面色潮红,口干欲饮。查体:血压80/40mmHg。脉搏130次/分,舌红而干,脉微细数。

70. 辨证为
A. 气脱
B. 阳脱
C. 阴脱
D. 亡阳
E. 亡阴

71. 治法为
A. 益气固脱
B. 回阳救逆
C. 救阴固脱
D. 益气回阳
E. 益气救阴

72. 治疗应首选
A. 独参汤
B. 生脉散
C. 参附汤
D. 菖蒲郁金汤
E. 回阳救逆汤

(73~74题共用题干)

患者,男,20岁。平素健康,淋雨后突发寒战、高热、头痛,第2天出现右侧胸痛、咳嗽、咳痰,可闻及支气管呼吸音,胸片示右上肺大片实变影。

73. 体检不会出现的体征是
A. 右上肺叩诊浊音
B. 气管向左侧偏移
C. 右上肺语颤增强
D. 急性病容
E. 脉率增快

74. 最可能诊断是

A. 胸膜增厚
B. 肺脓肿
C. 肺结核
D. 大叶性肺炎
E. 肺梗死

(75~78题共用题干)

患者,女,35岁。尿频、尿急、尿痛5天。查体:体温39.5℃,左肾区有叩击痛。尿常规示蛋白(++),白细胞满视野,红细胞5~10/HP。

75. 首先应予的处理是
A. 先做肾B超和肾功能检查
B. 做中段尿细菌培养后立即给抗革兰阴性杆菌药物
C. 立即做中段尿细菌培养,待报告后处理
D. 立即给抗革兰阴性杆菌药物
E. 先给抗革兰阳性球菌药物

76. 最可能的诊断是
A. 慢性间质性肾炎
B. 尿道综合征
C. 急性间质性肾炎
D. 急性膀胱炎
E. 急性肾盂肾炎

77. 此时抗生素治疗方案应是
A. 2周疗法
B. 单剂疗法
C. 低剂量抑菌疗法
D. 3日疗法
E. 联合用药

78. 若追问病史,本例在20天前有类似发作,中段尿细菌培养为变形杆菌,细菌计数>10^5/mL。本次培养结果尚未报告,则应考虑的诊断是
A. 慢性间质性肾炎
B. 重新感染
C. 慢性肾盂肾炎
D. 复发
E. 急性膀胱炎

(79~80题共用题干)

患者,男,63岁。上腹部不适、消瘦半年。体重下降8kg,粪隐血实验阳性。查体:剑突下深压痛,无反跳痛。

79. 应首先考虑的诊断是
A. 慢性胃炎
B. 胃溃疡
C. 十二指肠溃疡
D. 胃癌
E. 慢性胆囊炎

80. 对明确诊断最有意义的检查是
A. 胃镜
B. 上消化道X线钡餐造影
C. 腹部超声
D. 腹部CT
E. ^{13}C尿素呼气实验

(81~83题共用题干)

患者,男,22岁。3天前突发双小腿潮红起疹,瘙痒无休,抓后渗液流汁,伴身热,心烦,口渴,大便干,舌红苔黄,脉数。

81. 治法为
A. 清热利湿,解毒止痒
B. 清热利湿止痒
C. 健脾利湿
D. 养血润肤,祛风止痒
E. 疏风清热止痒

82. 内治宜选用
A. 龙胆泻肝汤合五味消毒饮
B. 龙胆泻肝汤合萆薢渗湿汤
C. 除湿胃苓汤
D. 消风散
E. 参苓白术散

83. 外治宜选用
A. 10%黄柏溶液、三黄洗剂
B. 5%硫磺软膏
C. 氧化锌油
D. 青黛膏
E. 2%冰片

(84～86题共用题干)

患者,女,25岁,已婚。近半年经来无期,经量时多时少,经期延长。此次停经2个月后突然月经量多如泉涌,经色暗有血块,伴小腹胀痛,舌质紫暗,舌尖有瘀点,脉弦细。

84. 诊断为
   A. 气滞血瘀型崩漏
   B. 肾阳虚型崩漏
   C. 脾虚型崩漏
   D. 血瘀型崩漏
   E. 实热型崩漏

85. 治法为
   A. 活血化瘀,固冲止血
   B. 清热凉血,固冲止血
   C. 补气摄血止崩
   D. 温阳止崩
   E. 滋阴固气止崩

86. 治疗应首选
   A. 左归丸合二至丸
   B. 逐瘀止血汤
   C. 清热固经汤
   D. 固本止崩汤
   E. 参附汤

(87～89题共用题干)

患儿,男,6岁。高热不退,两侧腮部肿胀疼痛,坚硬拒按,张口咀嚼困难,烦躁不安,口渴引饮,呕吐,咽部红肿,食欲不振,尿少黄赤,舌红,苔黄,脉滑数。

87. 辨证为
   A. 毒窜睾腹
   B. 温毒在表
   C. 热毒蕴结
   D. 邪陷心肝
   E. 邪入气营

88. 治法为
   A. 清肝泻火,活血止痛
   B. 清热解毒,熄风开窍
   C. 清热解毒,散结消肿

   D. 疏风清热,散结消肿
   E. 清热解毒,利咽消肿

89. 治疗应首选
   A. 龙胆泻肝汤
   B. 凉营清气汤
   C. 普济消毒饮
   D. 柴胡葛根汤
   E. 仙方活命饮

(90～92题共用题干)

患者,男,76岁。素有高血压病病史,凌晨5时起床小便,突然左侧肢体麻木,活动不利,并伴有头晕目眩,苔白腻,脉弦滑。

90. 其诊断是
   A. 中风
   B. 眩晕
   C. 痫病
   D. 癫证
   E. 痉证

91. 针灸治疗应选取的主穴是
   A. 百会、风池、太冲、内关
   B. 百会、风池、肝俞、肾俞、足三里
   C. 水沟、百会、后溪、内关、涌泉
   D. 水沟、内关、三阴交、极泉、尺泽、委中
   E. 水沟、十二井、太冲、丰隆、劳宫

92. 治疗除主穴外,还应选取的腧穴是
   A. 颊车、合谷
   B. 气海、关元
   C. 丰隆、合谷
   D. 足三里、照海
   E. 太溪、照海

(93～95题共用题干)

患者,男,31岁。右眼涩痛,怕光流泪视物不清3天,伴头痛、鼻塞流涕、咽痛。查体:视力右眼0.4,左眼1.5,右眼抱轮红赤,角膜中央混浊,上皮脱落呈线状凹陷,2%荧光素染色呈树枝状阳性,病变角膜知觉消失,舌红,苔薄黄,脉浮微数。

93. 最可能的诊断是
    A. 花翳白陷
    B. 聚星障
    C. 混睛障
    D. 天行赤眼暴翳
    E. 风轮赤豆
94. 辨证为
    A. 肝火炽盛
    B. 心肺热毒
    C. 风热客目
    D. 心脾湿热
    E. 湿热蕴蒸
95. 治疗应首选
    A. 龙胆泻肝汤
    B. 加味修肝散
    C. 泻肝散
    D. 银翘散
    E. 泻肺饮

(96~97题共用题干)
患者,女,28岁。双侧交替性鼻塞半年余,遇寒症状加重,鼻涕白黏,恶风自汗,易感冒。检查见鼻黏膜、鼻甲淡红肿胀。舌淡苔白,脉缓弱。
96. 最可能的诊断是
    A. 伤风鼻塞
    B. 鼻窒
    C. 鼻鼽
    D. 鼻槁
    E. 鼻疳
97. 此病辨证为
    A. 外感风寒
    B. 脾气虚弱,邪滞鼻窍
    C. 肺经蕴热,邪毒外袭
    D. 肺脾气虚,邪滞鼻窍
    E. 外感风热

(98~100题共用题干)
患者,男,45岁。颈痛不适3个月,伴右上肢痛麻,握力减弱,颈5、6棘突间压痛。
98. 应首先考虑的诊断是
    A. 落枕
    B. 神经根型颈椎病
    C. 肩周炎
    D. 颈肩部肌筋膜炎
    E. 胸廓出口综合征
99. 下列检查中哪项可无异常
    A. 臂丛神经牵拉试验
    B. 椎间孔压缩试验
    C. 阿德森试验
    D. 头顶叩击试验
    E. 肱二、三头肌腱反射
100. 可暂不宜施行的治疗方法是
    A. 手法治疗
    B. 手术治疗
    C. 颈椎牵引
    D. 药物治疗
    E. 针灸治疗

一、A1 型题

答题说明

以下每一道考题下面有 A、B、C、D、E 五个备选答案。请从中选择一个最佳答案。

1. 患者,男,40 岁。因受寒而哮喘发作,呼吸急促,喉中哮鸣,如水鸡声,咳嗽,胸膈满闷,痰少咳吐不爽,形寒怕冷,渴喜热饮,舌苔白滑,脉象浮紧。治疗应首选
   A. 射干麻黄汤
   B. 三子养亲汤
   C. 苏子降气汤
   D. 小青龙汤
   E. 桂枝汤

2. 患者,女,74 岁。症见眩晕,失眠多梦,急躁易怒,怒则发作眩晕,视物旋转,如坐舟车,头胀痛,手足抽搐,舌红,苔薄黄少津,脉弦数。其辨证是
   A. 气血亏虚证
   B. 肝阳上扰证
   C. 瘀血阻脑证
   D. 痰浊蒙窍证
   E. 阴虚阳亢证

3. 患者大便时溏时泻,水谷不化,稍进油腻之物则大便次数增多,饮食减少,脘腹胀闷不舒,面色萎黄,肢倦乏力,舌淡,苔白,脉细弱。其诊断是
   A. 脾胃虚弱型泄泻
   B. 寒湿型泄泻
   C. 湿热型泄泻
   D. 肾阳虚衰型泄泻
   E. 肝气乘脾型泄泻

4. 患者,女,37 岁。排便不畅已经 5 年,粪质不干硬,但排出困难,平素感觉气短,易疲劳,肢倦懒言,舌质淡,苔白,脉偏弱。辨证为
   A. 气虚秘

   B. 血虚秘
   C. 阴虚秘
   D. 阳虚秘
   E. 气秘

5. 患者小便热涩刺痛,尿色深红,疼痛满急加剧,苔黄,脉滑数。治疗应首选
   A. 程氏萆薢分清饮
   B. 知柏地黄丸
   C. 小蓟饮子合导赤散
   D. 八正散
   E. 石韦散

6. 某患者反复发作胸痛 2 年,近日胸痛发作频繁,痛剧,心痛彻背,感寒尤甚,伴身寒肢冷,喘息不得卧,舌苔白,脉沉紧,其治疗方剂首选
   A. 真武汤
   B. 参附龙牡汤
   C. 乌头赤石脂丸合苏合香丸
   D. 瓜蒌薤白桂枝汤
   E. 瓜蒌薤白白酒汤

7. 患者,男,17 岁。因感冒诱发鼻衄,鼻腔干燥,口干咽燥,体温 37.8℃,干咳少痰,舌质红,苔薄黄,脉数。方剂可选用
   A. 桑菊饮
   B. 银翘散
   C. 玉女煎
   D. 龙胆泻肝汤
   E. 十灰散

8. 赵某,女,46 岁。由于情志不遂,突然昏倒,不省人事,口噤拳握,呼吸气粗,或四肢厥冷,苔薄白,脉伏。下列方剂何者最宜

A. 五磨饮子
B. 四味回阳饮
C. 通瘀煎
D. 人参养营汤
E. 导痰汤

9. 一胃病患者,食后脘腹胀满,朝食暮吐,暮食朝吐,吐出宿食不化,吐后即觉舒适,神疲乏力,面色少华,舌淡苔薄,脉象细缓无力。治疗的主方为
A. 理中汤
B. 大半夏汤
C. 小半夏汤
D. 苓桂术甘汤
E. 丁香透膈散

10. 患者,男,39岁。平素性情急躁。近期因郁怒不解诱发便秘,大便干燥,数日一行,心烦易怒,目赤口苦,舌质红,苔黄,脉弦数。宜选
A. 麻子仁丸
B. 更衣丸
C. 调胃承气汤
D. 六磨汤
E. 丹栀逍遥散

11. 患者,男,42岁,机关职员。大便数日不行,欲便不得,伴有胸胁胀满,腹中胀痛,善太息,食后腹胀尤甚,嗳气频作,舌苔略腻,脉弦。证属
A. 热秘
B. 气秘
C. 湿秘
D. 气虚便秘
E. 阳虚便秘

12. 患者,男,50岁。胃脘疼痛反复发作20年,近2天因饮食生冷后胃脘疼痛加剧,疼痛隐隐,进食后缓解,喜抚按和温熨,治疗最佳方剂为
A. 大建中汤
B. 养胃汤
C. 化肝煎
D. 黄芪建中汤
E. 良附丸

13. 某男,68岁,近一年来出现善忘,不喜欢与人交往,对家人缺乏感情,逐渐出现表情呆滞,沉默寡言,言则词不达意,伴腰膝酸软,纳呆气短,五更泄,四肢不温,舌淡,舌体胖大,苔白,脉沉细。宜选何方为主治疗
A. 四神丸加减
B. 附子理中汤加减
C. 七福饮加减
D. 还少丹加减
E. 补中益气汤加减

14. 患者,男,58岁。冠心病史8年,近因活动较多而发。诊见:心前区疼痛阵发,稍事活动则出现心悸而痛,伴胸闷,气短汗出,面色㿠白,四肢欠温,舌淡胖,苔白,脉沉细。辨证为
A. 寒凝心脉
B. 气滞心胸
C. 气阴两虚
D. 心肾阴虚
E. 心肾阳虚

15. 患者,长期饮食不下,面色㿠白,精神疲惫,形寒气短,泛吐清涎,面浮足肿,腹胀,舌淡苔白,脉细弱,应诊断为
A. 脾胃虚寒型呕吐
B. 脾阳不振型水肿
C. 胃阴不足型呕吐
D. 中虚有寒型反胃
E. 气虚阳微型噎膈

16. 患者,男,60岁。腰膝痠痛,劳累后加重,

卧则稍减,反复发作,已3年余。伴见手足不温,少腹拘急,阳痿,舌淡,脉沉细。治疗最合适的方剂是
A. 左归丸
B. 右归丸
C. 青娥丸
D. 参芪地黄汤
E. 赞育丹

17. 患者,女,56岁。长期患精神抑郁症,见眩晕心悸少寐,心烦易怒,舌质红,苔少,脉弦细而数,治疗方剂宜选
A. 左归丸
B. 右归丸
C. 六味地黄丸
D. 滋水清肝饮
E. 归脾汤

18. 女性,32岁,一个月前感冒后发热咳嗽,服药无明显好转,现干咳,咽燥,咳血,潮热,盗汗,面色潮红,舌红少津,脉细数,其辨证为
A. 肺气虚
B. 肺阴虚
C. 气阴两虚
D. 心阴虚
E. 肾阴虚

19. 患者,女性,先天不足,体质较弱,平素易于感冒,近一周来短气自汗,声音低怯,时寒时热,时有咳嗽,面白,舌质淡,脉弱。治宜选用
A. 沙参麦冬汤
B. 四君子汤
C. 补肺汤
D. 左归丸
E. 参苏饮

20. 患者,烦渴多饮半月余,口干舌燥,尿频量多,舌边尖红,苔黄,脉洪数有力。治法宜用
A. 清热润肺,生津止渴
B. 养阴润肺,生津止渴
C. 清胃泻火,养阴保津
D. 滋阴固肾
E. 清泻肺胃

21. 患者尿频量多,混浊如脂,尿有甜味,口干舌燥,舌红,脉沉细数。治法宜用
A. 清利湿热
B. 清热化湿
C. 滋阴固肾
D. 健脾益肾
E. 滋肾养阴

22. 老年男性,体虚多病,症见发热,兼见形寒怯冷,四肢不温,面色白无华,精神萎靡,腰膝酸软,舌胖,苔白滑,脉浮大无力,宜选方
A. 补中益气汤
B. 归脾汤
C. 金匮肾气丸
D. 丹栀逍遥散
E. 六味地黄丸

23. 男,50岁,肺气肿病史6年,1小时前突然呼吸困难加重,右侧胸痛,大汗、发绀,诊断应首先考虑
A. 干性胸膜炎
B. 急性心肌梗死
C. 自发性气胸
D. 细菌性肺炎
E. 肺栓塞

24. 女性,32岁,1周前足部有过疖肿,前天开始发热,头痛伴有高热、寒战、咳脓痰,痰中带血丝,胸痛,听诊两肺呼吸音增强,偶有少量湿啰音,WBC12×10^9/L,中性90%,胸片两肺散在密度较淡的圆形病变,其中

部分病灶有空洞伴液平,应考虑为
A. 支气管扩张继发感染
B. 多发性肺囊肿伴感染
C. 肺炎链球菌性肺炎
D. 金黄色葡萄球菌肺炎
E. 肺转移瘤

25. 男,54岁,间断性上腹部不适4年,餐后加重,嗳气,增大组胺试验BAO为零,MAO为5mmol/h(正常17~23mmol/h),胃腔pH值为4.5,最大可能疾病是
A. 慢性浅表性胃窦炎
B. 慢性萎缩性胃窦炎
C. 慢性肥厚性胃炎
D. 十二指肠溃疡
E. 十二指肠球后溃疡

26. 男,55岁。胃溃疡病史8年,近半年来上腹痛加重,无规律。X线钡餐造影示胃黏膜皱襞增粗,胃窦部见0.3cm×0.3cm不规则龛影,突出腔外,胃蠕动正常,胃酸正常。印象为
A. 胃癌
B. 胃良性溃疡
C. 胃溃疡合并幽门梗阻
D. 胃良性溃疡但不排除恶变
E. 胃良性溃疡合并胃黏膜脱垂

27. 男性,68岁。原发性高血压30年,肾功能不全3年,现尿少,水肿,血钾为5.6mmol/L,血Cr 320μmol/L。哪类降压药不能应用
A. 利尿剂
B. α受体阻滞剂
C. β受体阻滞剂
D. 钙离子拮抗剂
E. ACEI

28. 女性,58岁,近半年来自觉心前区阵发性疼痛,常在休息或清晨时发作,持续时间一般为20分钟或半小时,含服硝酸甘油后缓解。疼痛发作时,心电图胸前导联ST段抬高,运动负荷试验阴性,其诊断为
A. 初发型心绞痛
B. 卧位型心绞痛
C. 稳定型心绞痛
D. 变异型心绞痛
E. 恶化型心绞痛

29. 女,31岁,妊娠5个月。发现尿糖(+),口服葡萄糖耐量试验结果:空腹血糖6.6mmol/L,2小时血糖10.6mmol/L。既往无糖尿病史。最可能的诊断是
A. 肾性糖尿
B. 糖尿病合并妊娠
C. 妊娠期糖尿病
D. 继发性糖尿病
E. 其他特殊类型糖尿病

30. 男,52岁,慢性肾盂肾炎8年,高热、腰痛5天入院,血肌酐750μmol/L(8.5mg/dL),尿蛋白(+),白细胞20~30/HP,红细胞3~5/HP,抗菌药物应选用
A. 磺胺类
B. 呋喃类
C. 氨苄西林
D. 卡那霉素
E. 庆大霉素

31. 男性,65岁。尿频、夜尿增多已5年,常有排尿困难和尿潴留,反复发作尿路感染已1年,发作时有尿频、尿急、尿痛和发热,经用抗生素治疗后退热,症状缓解,但不久又再复发,本例进最有价值的一步检查是
A. 腹部X线平片
B. 静脉肾盂造影
C. 中段尿培养
D. 尿找抗酸杆菌
E. 肛门指诊前列腺检查

32. 患者,男,23岁。右前臂内侧有红丝一条,向上走窜,停于肘部。用砭镰疗法的操作要点是
   A. 沿红线两头,针刺出血
   B. 梅花针沿红线打刺,微微出血
   C. 用三棱针沿红线寸寸挑断,并微微出血
   D. 用三棱针点刺出血
   E. 梅花针沿红线打刺,微微出血,并加神灯照法

33. 男性,25岁。3年来反复镜下血尿,偶见红细胞管型。尿蛋白定量0.9g/24h。血肌酐97.24μmol/L(1.1mg/dL),尿素氮5.4mmol/L(15mg/dL),IgG14g/L,IgA600mg/dL,IgM1300mg/L,抗"O"1:200。为了明确诊断,最有价值的进一步检查是
   A. 尿找抗酸杆菌
   B. 腹部X线平片
   C. 逆行肾盂造影
   D. 肾活检
   E. 中段尿培养

34. 某男,65岁,牧民,突发阴囊红肿剧痛,肿甚而裂,滋流欲溃,阴囊皮肤紫黑,中心腐烂,伴发热恶寒,舌红苔黄,脉滑数,白细胞18×10^9/L,诊断
   A. 子痰
   B. 子痈
   C. 囊痈
   D. 脱囊
   E. 水疝

35. 某男,33岁,多日来出现小便频急,茎中热痛,尿黄而浊,尿中有白浊滴出,伴会阴、睾丸部胀痛不适。肛诊:前列腺饱满,压痛(++),质不硬。舌红苔黄腻,脉滑数,诊断为前列腺炎,治宜
   A. 补肾滋阴,清泄相火
   B. 清热利湿

   C. 活血化瘀
   D. 温肾固精
   E. 疏肝解郁

36. 一患者突然上腹剧痛,伴恶心呕吐、腹胀。检查腹部有压痛、反跳痛、肌紧张。血清淀粉酶356温氏单位。如诊断重症胰腺炎还需具备下列哪一项
   A. 体温升高
   B. 白细胞增高
   C. 暴饮暴食病史
   D. 血性腹水
   E. 血钙降低

37. 男性,26岁,无诱因脐周围持续性痛24小时,8小时前转移至右下腹部,恶心呕吐,腹痛,脉搏76次/分,血压120/80mmHg,体温37.2℃,右下腹局限性压痛,轻度腹肌紧张,肠鸣音正常。白细胞10×10^9/L,中性76%,诊断应考虑
   A. 急性胃肠炎
   B. 急性胆囊炎
   C. 急性肠系膜淋巴结炎
   D. 急性阑尾炎
   E. 胃溃疡穿孔

38. 女患者,24岁,每于经后2天小腹冷痛,喜温喜按,月经量少,色黯淡,腰膝酸软,小便清长,苔白润,脉沉细。中医辨证为
   A. 阳虚内寒
   B. 寒湿凝滞
   C. 气血虚弱
   D. 肝肾亏损
   E. 气滞血瘀

39. 女患者,曾多次人工流产,近2年月经量少,现月经3月余未行,头晕耳鸣,腰膝酸软,查尿妊娠试验阴性,舌淡少苔,脉沉弱,中医辨证为

A. 气血虚弱
B. 痰湿阻滞
C. 阴虚血燥
D. 肝肾不足
E. 脾肾阳虚

40. 女患者,产后1周,乳汁极少,乳汁清稀,乳房柔软,不胀,面色少华,神疲食少,舌淡少苔,脉虚细。治疗首选
    A. 四物汤
    B. 补中益气汤
    C. 通乳丹
    D. 下乳涌泉散
    E. 圣愈汤

41. 女患者,27岁,产后1年半,因产后大出血,月经一直未复潮,头晕眼花,心悸气短,神疲肢倦,纳呆食少,舌淡,苔薄白,脉沉缓。治疗首选方剂是
    A. 人参滋血汤
    B. 人参养荣汤
    C. 归肾丸
    D. 黄芪汤
    E. 加减一阴煎

42. 患者妊娠初期,恶心呕吐,呕吐清涎,口淡无味,神疲思睡,舌淡,苔白润,脉缓滑无力,治疗首选方剂是
    A. 香砂六君子汤
    B. 橘皮竹茹汤
    C. 生脉散合增液汤
    D. 苏叶黄连汤加味
    E. 小半夏加茯苓汤

43. 某女,月经每20～45天一行,经量少,色淡暗,质清。腰骶酸痛,头晕耳鸣,舌淡苔少,脉细尺弱。其治法是
    A. 疏肝理气调经
    B. 疏肝活血化瘀

C. 补肾调经
D. 补肾疏肝
E. 补肾活

44. 女患者,21岁,14岁初潮,每于经期出现小腹冷痛,喜温喜按,经量少,色黯淡,腰膝酸冷,舌淡,苔白润,脉沉。治疗首选方剂是
    A. 金匮温经汤
    B. 少腹逐瘀汤
    C. 圣愈汤
    D. 调肝汤
    E. 胶艾汤

45. 女患者,38岁,带下量多,质稀清冷,腰膝酸冷,小便频数,大便溏薄,舌淡,苔薄白,脉沉迟,治疗首选方剂为
    A. 完带汤
    B. 易黄汤
    C. 内补丸
    D. 止带方
    E. 龙胆泻肝汤

46. 女患者,53岁,月经紊乱半年,时而烘热汗出,时而畏寒肢冷,头晕耳鸣,腰膝酸软,舌苔薄,脉细。治疗首选方剂是
    A. 左归饮
    B. 二仙汤合二至丸
    C. 右归丸
    D. 知柏地黄丸
    E. 左归丸

47. 女患者,29岁,停经46天,阴道少量出血5天,色淡红,右下腹隐痛,查尿妊娠试验阳性,B超检查宫腔内未见胎囊,诊断为异位妊娠未破损型,中药保守治疗的治法是
    A. 活血化瘀,消癥杀胚
    B. 活血祛瘀,佐以益气
    C. 回阳救脱,活血祛瘀
    D. 破瘀消癥

E. 理气活血,祛瘀消癥

48. 患儿,2岁。形体极度消瘦,面呈老人貌,皮包骨头,腹凹如舟,精神萎靡,大便溏薄,舌淡苔薄腻,其证候是
A. 疳肿胀
B. 疳气
C. 疳积
D. 干疳
E. 心疳

49. 患者,女,53岁。咳嗽月余,加重1周,咳引胸胁疼痛,痰少而稠,面赤咽干,舌苔黄少津,脉弦数。治疗应选取何经穴为主
A. 手太阴、手阳明经
B. 手太阴、足太阴经
C. 足阳明、手阳明经
D. 足太阴、足厥阴经
E. 足厥阴、手太阴经

50. 某男,4年前曾有左髋关节后脱位病史,复位后未行固定。此次因无外伤出现髋关节隐痛,活动后加重半年,活动受限2月而就诊,X线显示股骨头有塌陷,请问最可能的诊断是
A. 创伤性关节炎
B. 关节僵硬
C. 骨化性肌炎
D. 骨缺血性坏死
E. 习惯性脱位

二、A3/A4 型题

答题说明

以下提供若干个案例,每个案例下设若干考题。请根据各考题题干所提供的信息,在每题下面的 A、B、C、D、E 五个备选答案中选择一个最佳答案。

(51~54题共用题干)
患者吴某,女性,23岁。因天气变化,起居不慎而外感,症见身热恶风,汗出不畅,咳嗽咯吐黄黏痰,咽喉肿痛,口渴,舌苔微黄,脉浮数。

51. 根据患者上述临床表现及中医辨证理论可辨何证及采用哪种方剂
A. 暑湿伤表证,新加香薷饮
B. 风寒束表证,荆防败毒散
C. 风热犯表证,银翘散合葱豉桔梗汤加减
D. 气虚感冒,参苏饮加减
E. 阴虚感冒,加减葳蕤汤

52. 如患者患消渴症多年,素体阴亏,兼见少汗心烦、口干痰少,间或有盗汗、失眠、眼睛干涩,舌红少苔而干,脉细,其治法宜为
A. 滋阴解表
B. 辛温解表
C. 祛暑解表
D. 辛凉解表
E. 益气解表

53. 此时根据中医辨证理论及治疗原则,应采用的方剂为
A. 桑菊饮加减
B. 香薷饮加减
C. 葳蕤汤加减
D. 银翘散加减
E. 止嗽散加减

54. 如患者肺热素盛,风寒外束,症见烦热恶寒少汗,咳逆气急,痰稠,声哑,可配伍
A. 石膏、麻黄
B. 南沙参、天花粉、梨皮
C. 大青叶、蒲公英、草河车
D. 一枝黄花、元参、土牛膝
E. 黄芩、知母、瓜蒌

(55~58题共用题干)

患者,女,42岁,平素倦怠少食,胃脘冷痛,近半年息吐血缠绵不止,时轻时重,血色暗淡,伴见神疲乏力,心悸气短,面色苍白,舌质淡,脉细弱。

55. 根据上述临床表现,按照中医辨证理论,该病例应辨证为
 A. 脾胃虚寒,气不摄血
 B. 脾气亏虚,气不摄血
 C. 瘀血久留,血不归经
 D. 肝火犯胃,热灼血络
 E. 胃热壅实,热迫血行

56. 如平素肢冷畏寒,胃脘冷痛,大便稀溏,可选用
 A. 归脾汤加三七粉
 B. 香砂六君子汤加三七粉
 C. 柏叶汤合理中丸
 D. 胶艾汤加白及粉
 E. 吴茱萸汤加白及粉

57. 患者呕血量突然增多,气随血脱,症见面色苍白,四肢厥冷,汗出,脉微,应急服
 A. 参附龙牡汤合黑锡丹
 B. 独参汤
 C. 回阳救逆汤
 D. 回阳解毒汤
 E. 通脉四逆汤

58. 如患者呕血治愈,生活调理中下列哪一项不是禁忌
 A. 暴饮暴食
 B. 饮酒
 C. 情志过激
 D. 房事
 E. 辛辣刺激性食品

(59~60题共用题干)

患者,女,52岁。近因操劳过度出现,心前区疼痛,症见心痛阵发,心胸憋闷,失眠心烦,腰膝酸软,大便偏干,舌红少津,苔花剥,脉细而时有间歇。

59. 辨证为
 A. 心血瘀阻
 B. 心肾阳虚
 C. 气阴两虚
 D. 心肾阴虚
 E. 痰浊闭阻

60. 治疗应首选
 A. 柴胡疏肝散加减
 B. 六味地黄丸合交泰丸加减
 C. 天王补心丹合炙甘草汤加减
 D. 生脉散合人参养荣汤加减
 E. 血府逐瘀汤加减

(61~63题共用题干)

刘某,男,40岁。有高血压病史2年,近日情志不遂头痛而眩,心烦易怒,夜眠不宁,两胁胀痛,面红口苦,苔薄黄,脉弦有力。

61. 根据患者上述临床表现,此患者中医辨证应诊断为
 A. 风热头痛
 B. 风湿头痛
 C. 肝阳头痛
 D. 痰浊头痛
 E. 肾虚头痛

62. 那么根据患者上述诊断特点,下列哪项为本病主要治法
 A. 疏散风热
 B. 平肝潜阳
 C. 养阴补肾
 D. 化痰降逆
 E. 健脾宁心

63. 根据上述临床辨证特点及主要治疗方法下列方药宜选用
 A. 芎芷石膏汤
 B. 天麻钩藤饮加减
 C. 大补元煎加减
 D. 半夏白术天麻丸加减
 E. 镇肝熄风汤

(64~68题共用题干)

某男,57岁,患慢性肝炎3年,近日腹大胀急,按之如囊裹水,右胁胀痛,食少,便溏,双下肢浮肿,神困倦怠,怯寒懒动,舌苔白腻,脉缓。

64. 其诊断为
    A. 痞满
    B. 臌胀
    C. 胁痛
    D. 积聚
    E. 肿胀

65. 其证型为
    A. 肝气犯脾
    B. 水湿困脾
    C. 肝气郁结
    D. 痰浊内阻
    E. 水湿泛滥

66. 其治法为
    A. 利水消肿
    B. 温中健脾,行气利水
    C. 疏肝理气
    D. 化痰理气
    E. 疏肝健脾

67. 其选方是
    A. 柴胡疏肝散
    B. 实脾饮
    C. 二陈汤
    D. 逍遥散
    E. 五苓散

68. 若浮肿较甚,小便短少,可加
    A. 滑石、葶苈子、防己
    B. 肉桂、猪苓、车前子
    C. 泽兰、白茅根、益母草
    D. 白术、苍术、藿香
    E. 泽泻、黄芪、木香

(69~71题共用题干)

李某,中年男性,主因腰部困重疼痛月余,于8月16日来诊。腰痛每于阴雨天加重,伴有头痛如裹,脘腹不舒,口中黏腻,小便黄赤,大便不爽,舌质红,苔腻略黄,脉濡数。

69. 该患者应诊断为何种腰痛
    A. 肾著腰痛
    B. 湿热腰痛
    C. 肾虚腰痛
    D. 血瘀腰痛
    E. 风湿腰痛

70. 该患者中医治法宜选用
    A. 散寒行湿,通经活络
    B. 祛风除湿,通经活络
    C. 清热祛湿,舒筋活络
    D. 活血化瘀,理气止痛
    E. 活血清热,补肾强腰

71. 治疗该患者的中医方剂宜选用
    A. 肾著汤加减
    B. 独活寄生汤加减
    C. 四妙丸加减
    D. 知柏地黄丸加减
    E. 宣痹汤加减

(72~74题共用题干)

患者,男性,48岁。寒热往来,身热起伏,汗少,咳嗽,痰少,气急,胸胁刺痛,随呼吸、转侧加重,口苦,咽干,苔薄白,脉弦数。

72. 根据以上描述,应诊断为
    A. 溢饮
    B. 胸痹
    C. 支饮
    D. 痰饮
    E. 悬饮

73. 根据以上描述,证属
    A. 饮停胸胁
    B. 邪犯胸肺
    C. 络气不和
    D. 表寒里饮
    E. 脾阳虚弱

74. 根据辨证,宜选用
    A. 小青龙汤

B. 苓桂术甘汤合小半夏加茯苓汤
C. 控涎丹
D. 柴枳半夏汤
E. 香附旋覆花汤

(75~79 共用题干)

患者,男,73岁,高热头痛,手足躁动,口噤,舌质红绛,少苔,脉弦细而数。

75. 根据描述,该病属
   A. 中风
   B. 癫证
   C. 痫证
   D. 颤证
   E. 痉证

76. 该证的治法为
   A. 祛风散寒,燥湿和营
   B. 清心透营,开窍止痉
   C. 清肝潜阳,息风止痉
   D. 清泄胃热,增液止痉
   E. 豁痰开窍,息风止痉

77. 该病证的首选方为
   A. 羌活胜湿汤
   B. 乌头汤
   C. 羚角钩藤汤
   D. 白虎汤
   E. 清营汤

78. 若患者出现口苦苔黄,则加
   A. 龙胆草、栀子、黄芩
   B. 黄连、菊花
   C. 白芍、生地
   D. 石膏、生地、麦冬
   E. 大黄、芒硝

79. 若出现口渴甚者,则加
   A. 白芍、生地
   B. 石膏、花粉
   C. 栀子、淡竹叶
   D. 黄芩、生地
   E. 丹皮、白芍

(80~82 题共用题干)

患者,男性,36岁,双下肢痿软无力5年余,反反复复,逐渐加重,腰膝酸软,不能久立,腿胫大肉渐脱,眩晕,耳鸣,舌咽干燥,遗精,盗汗,舌红少苔,脉细数。

80. 根据描述,该病证候为
   A. 脾胃虚弱证
   B. 肝肾亏损证
   C. 脉络瘀阻证
   D. 肺热津伤证
   E. 湿热浸淫证

81. 该病治法为
   A. 补中益气,健脾升清
   B. 益气养营,活血行瘀
   C. 补益肝肾,滋阴清热
   D. 清热润燥,养阴生津
   E. 清热利湿,通利经脉

82. 代表方是
   A. 虎潜丸
   B. 归脾汤
   C. 圣愈汤合补阳还五汤
   D. 知柏地黄丸
   E. 生脉散

(83~84 题共用题干)

患者,男,48岁。慢性肾炎5年。水肿反复发作,面目浮肿,腰以下肿甚,按之凹陷不起,腰酸,四肢厥冷,神疲乏力,面色㿠白,舌质淡,苔白,脉细无力。

83. 治疗应首选
   A. 八正散
   B. 清肺饮
   C. 沉香散
   D. 济生肾气丸合真武汤
   E. 代抵当丸

84. 若面部浮肿,表情淡漠,动作迟缓,形寒肢冷,可选用
   A. 右归丸
   B. 左归丸

C. 大补元煎
D. 五苓散
E. 济生肾气丸

(85~88题共用题干)

患者男性,25岁,素体羸瘦,有肺结核病史,1年前出现右侧睾丸部酸胀隐痛,伴阴囊发凉,苔薄,脉滑。触诊:右侧附睾尾部有不规则的局限性结节,质硬,触痛明显,化验血沉45mm/h。

85. 根据描述,本病应诊断为
    A. 子痈
    B. 囊痈
    C. 子痰
    D. 水疝
    E. 脱囊

86. 根据描述,应辨证为
    A. 肾气亏虚
    B. 肾虚内热
    C. 湿痰凝结
    D. 肾虚寒湿
    E. 瘀血阻络

87. 根据辨证,选择的治则应为
    A. 温经通络,化痰除湿
    B. 滋肾养阴,化痰除湿
    C. 温肾补阳,化痰散结
    D. 活血化瘀,化痰散结
    E. 清热化湿,化痰散结

88. 此时应选择的方药为
    A. 先天大造丸合小金丹
    B. 阳和汤加减,兼服小金丹
    C. 化坚二陈丸加减
    D. 代抵当汤加减
    E. 六味地黄丸合消核丸

(89~90题共用题干)

患者,女,29岁,近2天外阴瘙痒,白带量多,色黄质稀,味臭。

89. 根据症状,其最可能的诊断是

A. 滴虫性阴道炎
B. 淋菌感染
C. 霉菌性阴道炎
D. 老年性阴道炎
E. 非特异性阴道炎

90. 治疗应选用
    A. 达克宁栓
    B. 甲硝唑栓
    C. 呋喃西林
    D. 龙胆紫溶液
    E. 红霉素软膏

(91~92题共用题干)

女患者,42岁,发现下腹部有一包块,时有疼痛,按之柔软,带下较多,色白质黏稠,胸脘痞闷。舌苔白腻,脉沉滑。

91. 根据描述,本证的治法应是
    A. 清热利湿,破瘀消癥
    B. 活血散结,破瘀消癥
    C. 理气化痰,破瘀消癥
    D. 行气导滞,活血消癥
    E. 益气养血,化瘀消癥

92. 根据描述,治疗本证应选
    A. 乌鸡白凤丸
    B. 香棱丸
    C. 开郁二陈汤
    D. 桂枝茯苓丸
    E. 加味逍遥丸

(93~94题共用题干)

女患者,产后5天,高热寒战,小腹疼痛拒按,恶露量较多,色紫黯如败酱,有臭味,烦躁口渴,尿少色黄。舌红苔黄,脉数有力。

93. 根据描述,其辨证应属
    A. 血热
    B. 血瘀
    C. 血虚
    D. 感染邪毒
    E. 外感

94. 根据辨证,治疗宜首选

A. 安宫牛黄丸
B. 解毒活血汤
C. 大黄牡丹皮汤
D. 清营汤
E. 五味消毒饮

(95~96题共用题干)

患儿,男,3岁。咳嗽痰多色黄,稠黏难咯,气息粗促,喉中痰鸣,伴发热口渴,烦躁,小便短赤,大便干结,舌红,苔黄,脉滑数。

95. 治法是
A. 润燥止咳
B. 清肺化痰
C. 燥湿化痰
D. 宣肺止咳
E. 健脾化痰

96. 治疗应首选
A. 二陈汤
B. 涤痰汤
C. 三子养亲汤
D. 桑菊饮
E. 清金化痰汤

(97~98题共用题干)

患者胞睑内生硬结半年,皮色如常,按之不痛,与睑皮肤不粘连。

97. 最合适的治疗方法是
A. 热敷
B. 局部按摩
C. 点眼药水
D. 手术切除
E. 涂眼药膏

98. 其辨证是
A. 痰湿阻结
B. 痰热阻结
C. 肝胆火炽
D. 热客肺经
E. 瘀血阻络

(99~100题共用题干)

某女,月经周期为32~35天,经行量少,色紫黑有块,小腹胀痛拒按,舌正常,脉细涩。

99. 根据描述,其治法是
A. 温阳活血化瘀
B. 疏肝行气调经
C. 活血化瘀调经
D. 活血化瘀止痛
E. 活血行气止痛

100. 首选方是
A. 失笑散
B. 金铃子散
C. 少腹逐瘀汤
D. 生化汤
E. 桃红四物汤

参 考 答 案

基 础 知 识

1. C	2. C	3. B	4. E	5. A	6. E	7. D	8. B	9. C	10. E
11. C	12. A	13. B	14. A	15. C	16. D	17. B	18. A	19. E	20. C
21. B	22. D	23. E	24. C	25. C	26. B	27. C	28. E	29. B	30. D
31. B	32. D	33. A	34. C	35. B	36. B	37. E	38. B	39. E	40. B
41. B	42. A	43. D	44. D	45. C	46. C	47. B	48. E	49. D	50. D
51. B	52. C	53. B	54. D	55. C	56. E	57. C	58. B	59. A	60. E
61. B	62. C	63. C	64. B	65. C	66. A	67. E	68. A	69. C	70. A
71. B	72. C	73. B	74. C	75. B	76. A	77. C	78. D	79. A	80. B
81. A	82. D	83. C	84. A	85. D	86. A	87. B	88. A	89. D	90. A
91. A	92. E	93. E	94. A	95. D	96. E	97. C	98. B	99. C	100. D

相关专业知识

1. E	2. D	3. D	4. A	5. E	6. C	7. C	8. A	9. A	10. E
11. A	12. C	13. A	14. C	15. B	16. C	17. C	18. B	19. B	20. B
21. C	22. A	23. A	24. B	25. C	26. E	27. B	28. C	29. A	30. B
31. C	32. D	33. D	34. E	35. E	36. C	37. C	38. A	39. E	40. C
41. B	42. E	43. B	44. B	45. D	46. D	47. B	48. C	49. A	50. D
51. E	52. D	53. A	54. D	55. C	56. E	57. C	58. D	59. B	60. C
61. D	62. B	63. E	64. B	65. C	66. B	67. C	68. A	69. D	70. E
71. A	72. B	73. E	74. A	75. E	76. D	77. E	78. A	79. A	80. E
81. E	82. C	83. C	84. B	85. A	86. B	87. C	88. B	89. D	90. A
91. E	92. A	93. C	94. E	95. A	96. D	97. D	98. E	99. B	100. E

专业知识

1. B	2. B	3. A	4. D	5. C	6. A	7. D	8. C	9. D	10. E
11. B	12. A	13. D	14. D	15. E	16. E	17. D	18. B	19. B	20. E
21. D	22. C	23. B	24. E	25. D	26. A	27. B	28. B	29. B	30. B
31. C	32. B	33. A	34. C	35. C	36. B	37. C	38. D	39. A	40. C
41. B	42. D	43. D	44. A	45. B	46. C	47. B	48. A	49. E	50. D
51. A	52. C	53. C	54. C	55. A	56. D	57. E	58. B	59. C	60. B
61. D	62. E	63. B	64. D	65. A	66. E	67. D	68. C	69. E	70. C
71. C	72. B	73. B	74. D	75. B	76. E	77. A	78. D	79. D	80. A
81. B	82. B	83. A	84. D	85. A	86. B	87. C	88. C	89. C	90. A
91. D	92. C	93. B	94. C	95. D	96. B	97. D	98. B	99. C	100. B

专业实践能力

1. A	2. B	3. A	4. A	5. C	6. C	7. A	8. A	9. E	10. B
11. B	12. D	13. D	14. E	15. E	16. B	17. D	18. B	19. C	20. A
21. C	22. C	23. C	24. D	25. B	26. D	27. E	28. D	29. C	30. C
31. E	32. C	33. D	34. D	35. A	36. D	37. D	38. A	39. D	40. C
41. B	42. A	43. C	44. A	45. C	46. B	47. A	48. D	49. E	50. D
51. C	52. A	53. C	54. A	55. B	56. C	57. B	58. D	59. D	60. C
61. C	62. B	63. B	64. B	65. B	66. B	67. B	68. B	69. B	70. C
71. C	72. E	73. B	74. D	75. E	76. C	77. C	78. A	79. B	80. B
81. C	82. A	83. D	84. A	85. C	86. C	87. A	88. B	89. A	90. B
91. C	92. C	93. D	94. B	95. B	96. E	97. D	98. A	99. C	100. E